LABORATOIRE DE DIAGNOSTIC

DES

AFFECTIONS CONTAGIEUSES

DE LA

VILLE DE PARIS

PAR

Le Docteur P. MIQUEL

CHEF DU SERVICE MICROGRAPHIQUE DE L'OBSERVATOIRE MUNICIPAL DE MONTSOURIS

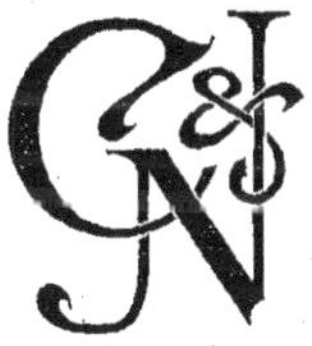

PARIS

GEORGES CARRÉ ET C. NAUD, ÉDITEURS

3, RUE RACINE, 3

1897

LABORATOIRE DE DIAGNOSTIC

DES

AFFECTIONS CONTAGIEUSES

DE LA VILLE DE PARIS

TOURS. — IMPRIMERIE DESLIS FRÈRES.

LABORATOIRE DE DIAGNOSTIC

DES

AFFECTIONS CONTAGIEUSES

DE LA

VILLE DE PARIS

PAR

Le Docteur P. MIQUEL

CHEF DU SERVICE MICROGRAPHIQUE DE L'OBSERVATOIRE MUNICIPAL DE MONTSOURIS

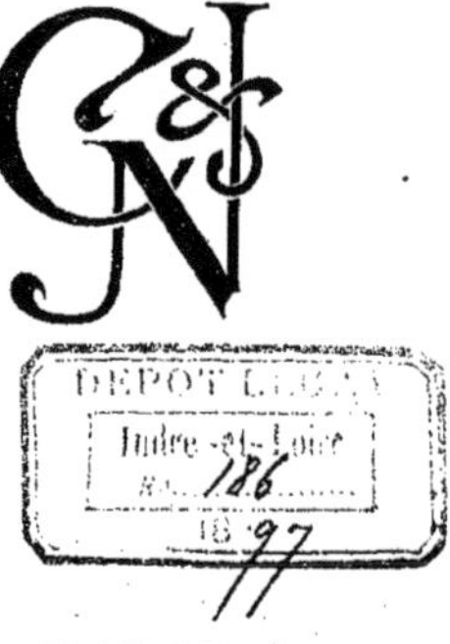

PARIS

GEORGES CARRÉ ET C. NAUD, ÉDITEURS

3, RUE RACINE, 3

—

1897

LABORATOIRE DE DIAGNOSTIC

DES

AFFECTIONS CONTAGIEUSES

DE LA VILLE DE PARIS

Quand une importante découverte dans l'art de guérir les maladies infectieuses est annoncée et vient prendre une place méritée dans la thérapeutique, il est habituel de la voir devenir le point de départ d'une série de mesures convergeant vers le même but et concourant toutes à faire disparaître du cadre nosologique la maladie victorieusement combattue.

La première de ces mesures a pour but d'établir les conditions du diagnostic précis de l'affection qu'il s'agit de guérir; la seconde, l'application rationnelle du traitement; la dernière, la destruction des germes qui peuvent la perpétuer.

Le Laboratoire de bactériologie de la préfecture de la Seine a pour mission unique de rechercher, *en dehors de tout renseignement clinique*, les germes soupçonnés pathogènes dans *les matériaux qui lui sont envoyés*. Quant aux moyens applicables à la guérison et à la prophylaxie de la maladie, ils sont de la compétence des médecins et des pouvoirs publics auxquels incombent, d'abord le devoir de sauver les malades, ensuite celui d'assurer la destruction des germes morbides, ou, tout au moins, de s'opposer à leur propagation.

Faire l'historique du Laboratoire de diagnostic des affections contagieuses, créé à la préfecture de la Seine, exposer les voies et moyens qu'il emploie pour exécuter les recherches dont il a été chargé, et indiquer les résultats qu'il a pu recueillir après une année et quelques mois de fonctionnement, tels sont les points spéciaux qui seront traités dans les pages suivantes.

I. — Création d'un service public de diagnostic des affections contagieuses

C'est dans sa séance du 5 avril 1895 que le Conseil municipal de la Ville de Paris vota la création d'un Laboratoire de diagnostic bactériologique de la diphtérie, sur le rapport présenté au Conseil au nom de la cinquième Commission, par M. le Docteur Dubois.

Voici *in extenso* le discours prononcé à cette occasion par ce savant médecin :

« Messieurs,

« Le Conseil municipal s'est honoré en apportant, dès la première heure, son concours au traitement de la diphtérie, par le sérum antitoxique, suivant la méthode de M. le Docteur Roux.

« Dès le mois de novembre 1894, sur le rapport de notre collègue M. Paul Strauss, au nom de la cinquième Commission, vous avez voté les fonds nécessaires à l'entretien d'un nombre de chevaux indispensable pour assurer à une des plus grandes découvertes de ce siècle toute l'extension et toute l'utilité pratique qu'elle comporte.

« Vous connaissez les résultats obtenus et la gloire qui s'attache à l'école de Pasteur.

« Sans vouloir reprendre ici l'exposé si documenté de M. Paul Strauss, je dois rappeler la décroissance graduelle de la mortalité par diphtérie, grâce au sérum et à l'ensemble des mesures prophylactiques appliquées à Paris.

« Cette mortalité était, en 1889, de 1706, soit 75 pour 100,000 habitants ; en 1890, de 1,668, soit 73 pour 100,000 habitants ; en 1891, de 1,368, soit 56 pour 100,000 habitants ; en 1892, de 1,403, soit 58 pour 100,000 habitants ; en 1893, de 1,268, soit 52 pour 100,000 habitants ; en 1894, de 1,009, soit 42 pour 100,000 habitants.

« D'autre part, si nous examinons seulement les dix premières semaines de 1895 comparées aux semaines correspondantes de deux années précédentes, nous constatons que le nombre des décès est descendu à 103 contre 304 et 306. Cette diminution est surtout frappante dans les hôpitaux, car la mortalité par la diphtérie n'a plus été dans ces établissements que de 14,4 pour 100 admissions depuis le 1er janvier 1895, alors que pour les mêmes périodes des années précédentes, elle s'était élevée à près de 24 pour 100 des admissions.

« Ces chiffres témoignent hautement de la valeur du traitement.

« Mais les merveilleux résultats obtenus par la méthode nouvelle, l'enthousiasme avec lequel elle a été accueillie, la rapidité même des guérisons, n'ont permis que depuis peu de temps les études complémentaires relatives à la diphtérie.

« Lorsqu'un diphtérique était guéri, on ne le considérait plus comme dangereux pour les personnes de son entourage, et on négligeait de prendre les précautions les plus élémentaires contre la contagion.

« Or, il est démontré que les sécrétions de la bouche et surtout du nez chez les diphtériques contiennent le bacille de Lœffler pendant un temps variable, mais assez long, un mois en moyenne, après la guérison ; et qu'elles conservent pendant ce long espace de temps, à des degrés différents, leur virulence.

« Il est donc indispensable de continuer les mesures de prophylaxie, jusqu'à ce que cette virulence soit complètement éteinte.

« Le seul moyen d'être informé, soit de l'existence non douteuse d'une diphtérie, soit du caractère virulent et transmissible des sécrétions au cours de la convalescence et ultérieurement, consiste dans l'examen bactériologique de ces produits.

« Cet examen est assurément devenu aujourd'hui relativement facile. Il se fait surtout avec rapidité. Il doit être néanmoins pratiqué avec le plus grand soin et par des personnes exercées.

« Diverses Sociétés médicales, au premier rang desquelles la *Société de médecine de Paris*, qui en a pris l'initiative, se sont empressées de s'adresser au Conseil municipal pour lui demander de compléter l'ensemble des précautions sanitaires dont il a si largement doté la Ville de Paris depuis plusieurs années pour le plus grand profit de la santé publique.

« La *Société de médecine de Paris* s'exprime par l'organe de M. le Docteur Wickham, dans les termes suivants :

« Dans sa séance du 16 janvier dernier, sur la proposition du « Docteur Ladreit de La Charrière, médecin en chef de l'Institut des « sourds et muets, la *Société de médecine de Paris* a émis le vœu, « à l'unanimité des membres présents et après discussion :

« Qu'il y avait urgence à créer à Paris, soit à l'Institut Pasteur, « soit ailleurs, un laboratoire officiel de diagnostics bactériolo- « giques où chaque médecin, gratuitement et rapidement, pourrait « faire examiner au microscope des fausses membranes supposées

« diphtériques ou des liquides provenant de diphtériques reconnus
« cliniquement guéris, et exiger des inoculations, si ces inocula-
« tions lui paraissaient nécessaires pour établir le diagnostic ou
« rechercher la persistance de la contagion. Les faits communiqués
« le 8 février dernier à la *Société médicale des hôpitaux de Paris*
« par le Docteur Sevestre, corroborent notre vœu.

« De son côté, la *Société médico-chirurgicale de Paris* a adressé
le vœu suivant :

« Il résulte des faits communiqués par le Docteur Ladreit de La
« Charrière à la *Société de médecine de Paris* et par le Docteur
« Sevestre à la *Société médicale des hôpitaux*, que les diphtériques
« reconnus cliniquement guéris, restent assez souvent contagieux
« pendant plusieurs semaines ; que cette persistance de la conta-
« giosité *ne peut être contrôlée qu'au moyen d'examens microsco-*
« piques et de cultures à l'étude ; qu'actuellement ces recherches
« ne sont possibles que pour les médecins des hôpitaux ayant à
« leur disposition les laboratoires de la Faculté et de l'Assistance
« publique.

« Le corps médical parisien ne faisant pas partie des hôpitaux
« est dans l'impossibilité de se livrer à ces examens spéciaux, qui
« sont cependant indispensables pour prévenir la contagion de la
« diphtérie. Actuellement, en effet, on replace dans leur milieu
« habituel, au contact avec des individus sains, des malades clini-
« quement guéris, il est vrai, mais non reconnus incapables de
« contagion.

« Il est urgent d'installer à Paris un laboratoire officiel et gratuit
« où chaque médecin pourrait exiger des examens microsco-
« piques et des cultures de contrôle. Ce laboratoire pourrait être
« installé, soit à l'Institut Pasteur, soit dans l'un des hôpitaux
« d'enfants, soit ailleurs. »

« La cinquième Commission s'est immédiatement préoccupée de
déférer à des désirs si légitimes. Après examen de la question, elle
a pensé qu'à défaut de l'Institut Pasteur, qui désire se limiter à
son rôle spécial, aucun laboratoire n'était mieux qualifié à cet
égard, que celui du Service micrographique et bactériologique de
la Ville de Paris, dépendant de la Préfecture de la Seine, et dirigé
par M. le Docteur Miquel dont les travaux ont une notoriété bien
acquise et rendent chaque jour les plus signalés services à nos
institutions d'assainissement et de salubrité.

« M. le Docteur Miquel, consulté, s'est déclaré prêt à faire dans
son laboratoire, situé à l'annexe Lobau, au centre de Paris par
conséquent, les examens qui lui seraient demandés par les médecins dans les cas de diphtérie.

« A cet effet, son laboratoire peut avoir en dépôt des boîtes spéciales renfermant des tubes de sérum gélatinisé, des tubes stérilisés
et des spatules, afin que les médecins puissent se procurer facile-

ment les moyens d'ensemencement des sécrétions et des fausses membranes. Ces tubes, une fois rapportés au laboratoire, les résultats de l'examen seraient transmis aux intéressés dans les vingt-quatre heures au maximum.

« Les dispositions déjà prises dans le laboratoire de M. Miquel et le matériel spécial qu'il renferme permettent d'organiser ce service d'examen dans le plus bref délai et à très peu de frais.

« Un crédit de 10.000 francs paraît, en effet suffisant, se décomposant ainsi qu'il suit :

« A. — Personnel :

« Deux bactériologistes adjoints au traitement
moyen de 2,400. . . . . 4 800
    « Un garçon de laboratoire. 1 800

                                    Total 6 600

    « B. — Matériel :

« Instruments et appareils, boîtes spéciales,
imprimés et frais de correspondance (communi-
cations téléphoniques, télégrammes, etc.) . . . 3 400

                                    Total. . . . . . 10 000 francs.

« Lorsque ce service sera en plein fonctionnement, il conviendra de décider s'il y a lieu de limiter sa gratuité aux indigents et aux services publics, et d'établir une taxe quelconque.

« Telles sont, Messieurs, les mesures que nous vous proposons d'adopter dans le but d'accroître encore nos moyens de défense contre la diphtérie, cette terreur des familles, ce mal si redoutable et si meurtrier.

« En conséquence, nous soumettons à votre approbation le projet de délibération suivant :

    « Le Conseil
    « Délibère :

« ARTICLE PREMIER. — Un service spécial sera créé dans le Labo-
« ratoire de micrographie de la Ville de Paris (Observatoire de
« Montsouris) pour l'étude bactériologique spéciale de la
« diphtérie.

« ART. 2. — Il est ouvert à cet effet un crédit de 10.000 francs
« au chapitre XXI, article 5 *bis* du budget de l'exercice 1895 par
« prélèvement sur le chapitre XXIII, article unique du dit budget.

« Ce projet de délibération est adopté. »

Pour réaliser promptement la délibération du Conseil municipal de Paris, il était nécessaire de trouver un local approprié au fonctionnement de ce nouveau service ; on hésita quelque temps sur le choix de l'emplacement qu'il devait occuper et, malgré la diligence de l'Administration et le concours empressé du Chef du domaine de la Ville de Paris, la question n'était pas encore résolue au mois de juin 1895.

Un local de la rue de Sévigné, qui se prêtait à un prompt aménagement du Laboratoire de diagnostic de la diphtérie, fut revendiqué par un autre service de la Préfecture de la Seine et on dut abandonner, dans le courant du mois de mai, une installation commencée, pour chercher ailleurs un autre emplacement, tout aussi central et tout aussi convenable.

Malheureusement, les services de la Préfecture de la Seine trouvent de plus en plus de la difficulté à se loger au voisinage de l'Hôtel de Ville, c'est-à-dire sur un point également accessible aux habitants des arrondissements périphériques, pourtant, on vient de voir que M. le Docteur Dubois avait insisté sur la nécessité de donner au service des diagnostics, une situation centrale et même indiqué l'ancienne caserne Lobau, où se trouve le Laboratoire annexe de micrographie de l'observatoire de Montsouris depuis l'année 1884, époque à laquelle le Conseil municipal, sur la proposition de M. Robinet, invita l'Administration à l'y placer. A cette époque, la caserne Lobau était vide de tout habitant.

Le retard dans le fonctionnement du Laboratoire de diagnostic de la diphtérie, uniquement imputable à l'absence d'un local jugé convenable, — depuis longtemps tout était prêt pour la marche régulière de ce service, — provoqua quelques sollicitations pressantes : l'une d'elles se fit entendre à la tribune de l'Académie de médecine, dans la séance du 25 juin 1895; l'autre au Conseil municipal une quinzaine de jours plus tard :

« Dans une précédente séance, disait M. le Docteur Cadet de Gassicourt, M. Dieulafoy a montré que dans certains cas la clinique est impuissante à distinguer une angine herpétique d'une angine diphtérique et d'autre part que la présence d'un herpès des lèvres, du nez, de la face, ne prouve pas la nature herpétique de l'angine.

« Le premier fait est incontestable et incontesté, mais il n'en est pas de même du second. Pour moi, je ne le mets pas en doute, car j'ai publié plusieurs observations qui le corroborent. Nous n'avons donc aucun moyen clinique absolument certain de distinguer une angine diphtérique d'une angine herpétique. Cela étant, le contrôle bactériologique s'impose ; il est d'autant plus indispensable que depuis l'emploi du sérum curateur les dangers de la contagion s'accroissent dans des proportions notables. Nous savons, en effet, que le sérum de Behring guérit le malade mais ne tue pas le bacille. Or, le diphtérique étant guéri plus vite par le nouveau traitement reprend plus vite aussi les apparences de la santé. Qu'il ait été traité chez lui ou dans les hôpitaux, il est admis plus tôt à la libre pratique et les foyers de contagion se multiplient ainsi en raison même du nombre des guérisons et de leur promptitude.

« Quel moyen de conjurer le danger ? Un seul : isoler les individus contagieux. Quel moyen de les connaître ? Un seul : l'examen bactériologique. Mais c'est ici que les difficultés commencent. La plupart des médecins ne sont pas à même de faire de semblables recherches. Si l'on veut faire rétrograder l'extension toujours croissante de la diphtérie, il faut créer des laboratoires spéciaux comme ceux qui fonctionnent déjà à l'étranger ; je propose donc à l'Académie d'émettre le vœu suivant :

« L'Académie convaincue que le seul moyen d'assurer le diagnos-
« tic et d'enrayer la propagation de la diphtérie est de s'éclairer de
« toutes les lumières de la science moderne, émet le vœu que des
« Laboratoires d'examens bactériologiques dirigés par des savants
« spéciaux soient ouverts dans le plus bref délai et que tous les
« médecins en soient avisés par la plus large publicité. »

Dans la séance du Conseil municipal du 13 juillet 1895, M. le Dr Dubois insistait de même sur la nécessité qu'il y avait à ne pas retarder plus longtemps l'ouverture du Laboratoire, dont la création avait été votée il y avait environ trois mois :

« MESSIEURS,

« La *Société de médecine publique* nous a saisis d'une pétition par laquelle elle signale la grande utilité qu'il y aurait à créer à Paris un laboratoire municipal destiné aux études bactériologiques.

« M. le Docteur Miquel a fait le possible pour l'installation du Laboratoire bactériologique de la diphtérie. Malheureusement, il a rencontré quelques difficultés, quelques obstacles dans les recherches d'un local spécial.

« Je déclare au nom de la cinquième Commission que rien ne sera négligé pour aboutir à l'organisation que réclame la *Société de médecine* et que nous désirons tous très ardemment.

« Dans ces conditions, nous vous demandons, Messieurs, de renvoyer la pétition à l'Administration en la priant de faire diligence pour aboutir. »

Satisfaction était déjà donnée à ces différents vœux, car le premier diagnostic fut exécuté le 14 juillet, et le Laboratoire était, depuis le premier du même mois, à la disposition de MM. les médecins. M. le Directeur des affaires municipales, malgré les réclamations de quelques services voisins du Laboratoire de micrographie, prit la résolution d'autoriser le fonctionnement du Laboratoire des diagnostics diphtériques à l'annexe-Est de l'Hôtel de Ville, à la condition que les précautions les plus minutieuses fussent prises pour éviter la diffusion des germes pathogènes, pouvant provenir des pièces réservées aux recherches sur les affections contagieuses.

L'une des premières précautions fut l'isolement complet du Laboratoire, au moyen d'une cloison le séparant entièrement au rez-de-chaussée d'un corridor utilisé pendant quelques mois de l'année par le service de l'enseignement.

Une pièce, indispensable pour recevoir le public, fut cédée à l'entresol par le Service chimique, de façon qu'il ne pût exister aucune communication directe entre le Laboratoire de diagnostic et les personnes venues pour réclamer des nécessaires et les rapporter après leur utilisation.

Un escalier affecté uniquement au service micrographique, interdit au public, par une inscription très apparente, fut placé dans le lieu le plus éloigné de la salle où se manipulent les produits morbides et les cultures qui en proviennent. Pour parvenir à cette dernière salle, il faut en traverser plusieurs autres et un vestibule où on ne pratique aucune opération avec les microbes pathogènes ; donc l'isolement absolu du Laboratoire, dont le voisinage était craint avec exagération, fut chose facile à réaliser.

Voici maintenant les mesures qui sont prises pour protéger les agents du laboratoire contre les causes d'infection dont ils pourraient devenir l'objet, et pour prévenir la diffusion des germes vivants des microbes infectieux :

A leur arrivée au Laboratoire, les micrographes sont

tenus de placer, dans un vestiaire spécial situé au bas de
l'escalier, dans le vestibule, leurs habits de ville, et d'aller prendre dans une pièce distincte de ce vestibule les
effets : vestes, blouses, etc., qu'ils doivent porter pendant
toute la durée de leur travail.

Après chaque manipulation de produits et de cultures
pathogènes ils se lavent les mains avec une solution chlorhydrique chargée de 2 pour 1,000 de sublimé corrosif (1).

Les fausses membranes diphtériques ou supposées
telles, sont brûlées immédiatement après avoir été utilisées ;
les spatules, vases de platine qui les ont touchées ou con-
tenues sont sans délai portés au rouge ; les flacons, tubes,
linges, toiles qui ont servi à leur transport sont placés à
l'autoclave et stérilisés à 110° pendant plus de trois quarts
d'heure. Les tubes des bouillons, sérums, géloses, géla-
tines ayant contenu des cultures de microbes virulents
ou présumés tels sont traités de la même façon. En un
mot, il ne tombe pas à l'égoût, il ne séjourne pas, au contact de l'air, dans la salle exclusivement réservée aux
diagnostics, la moindre substance contenant des microbes
pathogènes.

En outre, les paillasses, le sol, les murs de la salle, les
meubles sont lavés fréquemment, avec une solution de sublimé allant jusqu'à 1 p. 100, par conséquent le danger que
peut faire courir le Laboratoire de diagnostic des affections
contagieuses est parfaitement chimérique, en tout cas infiniment moindre, à celui que peut faire naître dans une mai-

---

(1) Cette solution acide se prépare de la façon suivante : on verse dans une
fontaine de verre contenant 10 litres d'eau, 50 centimètres cubes d'acide chlorhydrique ordinaire mélangés avec 50 centimètres cubes de la solution toxique
suivante :

Sublimé corrosif .... 400 grammes
Sel marin....................... 100 »
Eau pure pour compléter à....... 1,000 centimètres cubes

50 centimètres cubes d'une semblable solution renferment 20 grammes de
sublimé corrosif, ou plus exactement 25 grammes de chloromercurate de
sodium, ce qui fournit, avec 50 centimètres cubes d'acide chlorhydrique et
10 litres d'eau, une solution antiseptique acidulée à 5 p. 1,000 et hydrargyrisée
à 2 p. 1,000.

Il n'existe pas, à ma connaissance, un antiseptique pouvant rivaliser de
puissance avec celui-là, tout en restant relativement inoffensif pour ceux qui
l'utilisent journellement en lavages, même pendant plusieurs années.

son habitée un cas de croup survenu chez des personnes parfaitement au courant des mesures prophylactiques à employer pour lutter victorieusement contre l'invasion des microorganismes dangereux.

Du reste, les employés du service, sont les premiers intéressés à ce que les mesures dont il vient d'être parlé soient appliquées de la façon la plus rigoureuse : ils vivent 12 heures par jour dans un local relativement étroit, entourés de cultures redoutables et ils risqueraient d'être les premières victimes des fautes d'aseptie et d'antiseptie qui se renouvelleraient trop fréquemment ; or, depuis que le service de diagnostic de la diphtérie existe, c'est-à-dire depuis plus d'un an, le personnel n'a été atteint d'aucune espèce d'angine, et pour supposer que le bacille de Lœffler, mêlé aux poussières sèches, ayant échappé à la désinfection, puisse aller au loin porter la contagion, il faudrait démontrer que ce bacille a une grande résistance à la dessiccation ; or, les expériences faites jusqu'à ce jour, établissent, au contraire, qu'au bout de 48 à 72 heures, les germes du bacille de Loeffler, desséchés spontanément dans les poussières, perdent le pouvoir de se multiplier dans les milieux les plus favorables à son développement.

Ces dispositions prises, le Laboratoire de diagnostic de la diphtérie fut installé à l'annexe-Est de l'Hôtel de Ville, et ouvert au public, comme nous l'avons dit, à la date du 1er juillet 1895 ([1]).

Les médecins de la ville de Paris reçurent individuellement l'avis suivant, qui est la reproduction textuelle de celui que publie périodiquement le *Bulletin municipal officiel de la Ville de Paris* :

([1]) Monsieur le Maire, Président du Conseil d'Hygiène du 3ᵉ arrondissement, très sympathique au nouveau service des affections contagieuses, puisque la délégation cantonale, placée sous sa présidence, fut la première à réclamer l'examen bactériologique par le Laboratoire des enfants relevant de la diphtérie avant leur rentrée à l'école, demanda à la fois à Monsieur le Préfet de la Seine et à Monsieur le Préfet de police que le Laboratoire de diagnostic fut distrait de la caserne Lobau, où il pouvait, peut-être, causer quelques dangers, et transféré dans un autre local commode, isolé, spacieux, et également central.

Monsieur le Préfet de police chargea Monsieur le Professeur Proust d'étu-

AVIS

« Depuis le 1ᵉʳ juillet 1895, le Laboratoire de bactériologie de la
Ville de Paris met gratuitement à la disposition de MM. les médecins des nécessaires pour le diagnostic de la diphtérie.

---

dier cette question par la lettre que nous reproduisons ci-après avec le rapport
du savant professeur d'Hygiène de la Faculté de Paris.

*Extrait du Compte rendu des séances du Conseil d'Hygiène publique et de
Salubrité du département de la Seine* (2ᵉ année, n° 15, séance du 17 juillet 1896, p. 285).

« Monsieur le Professeur,

« M. le Maire, Président de la Commission d'hygiène du 3ᵉ arrondissement,
a transmis à mon administration un vœu émis par cette Commission, dans
sa séance du 2 décembre dernier, pour l'installation dans Paris (sur les berges
de la Seine, par exemple, en face de l'Hôtel de Ville) d'un Laboratoire bactériologique de la diphtérie, qui se trouve actuellement dans les dépendances
de la caserne Lobau.

« J'ai l'honneur, Monsieur le Professeur, de vous communiquer un extrait
du procès-verbal de la séance au cours de laquelle a été émis ce vœu, en vous
priant de vouloir bien examiner la question et en faire l'objet d'une communication au Conseil de Salubrité.

« Agréez, Monsieur le Professeur, l'assurance de ma considération très distinguée.

« Le Préfet de Police,
Signé : « Lépine. »

« Le Laboratoire de diagnostic des affections contagieuses de la Préfecture
de la Seine est en ce moment provisoirement installé à l'annexe-Est de l'Hôtel de Ville, 2, rue Lobau, au rez-de-chaussée, à l'angle nord-est de ce bâti-
ment.

« On accède à ce Laboratoire par un escalier particulier faisant communiquer
l'entresol avec le rez-de-chaussée ; à l'entresol se trouve la salle de réception
du public et de distribution des nécessaires.

« Le Laboratoire du rez-de-chaussée est complètement isolé par une cloison
de tous les services qui s'y trouvent, et notamment du service des examens
qui ont lieu deux fois par an à cette annexe.

« Les personnes qui viennent au Laboratoire avec des produits diphtériques
entrent par la porte principale, 2, rue Lobau, et montent à l'entresol pour se
rendre à la pièce spéciale de réception et de distribution des nécessaires.

« Cet itinéraire est interdit aux candidats aux examens, qui sont obligés
d'entrer par la porte de la rue de Brosse.

« Il ne peut donc y avoir aucun contact entre les candidats aux examens,
le personnel du Laboratoire et les personnes qui viennent prendre ou rapporter
des nécessaires.

« Du reste, toutes les précautions désirables sont prises pour éviter la contagion et la dispersion des germes morbides.

« Tous les produits sont contenus dans des tubes de verre bouchés à la
ouate et capuchonnés, enfermés dans une boîte métallique. A leur arrivée au
Laboratoire, ils sont ouverts, utilisés ; les fausses membranes sont brûlées :
tous les autres produits sont passés à l'autoclave pendant une heure à 110°.

« Ces nécessaires sont délivrés, 2, rue Lobau, sur la demande écrite de MM. les médecins, la veille ou le jour même de leur emploi, et les résultats des analyses leur sont communiqués, 24 heures *au plus tard*, après le retour au Laboratoire des nécessaires utilisés.

« Le Laboratoire de diagnostic bactériologique de la diphtérie, situé *rue Lobau*, 2 (*entresol*), est ouvert tous les jours de 8 heures du matin à 8 heures du soir, y compris les dimanches et les fêtes. »

Dans la pensée de M. le Docteur Dubois, conseiller municipal de la Ville de Paris, le Laboratoire de diagnostic de la diphtérie de la Préfecture de la Seine devait être appelé, dans un très bref délai, à devenir également celui des affections microbiennes dont les germes figurés sont universellement admis. Aussi, six mois après le vote qui avait eu pour effet la création du laboratoire d'analyse des produits diphtériques, le Docteur Dubois réclamait-il l'extension des analyses microscopiques exécutées à la caserne Lobau aux autres affections d'origine microbienne.

La proposition à M. Dubois fut faite en ces termes, au Conseil municipal de Paris, dans la séance du 26 octobre 1895 :

« Les tables, le sol du Laboratoire sont périodiquement arrosés et lavés avec du sublimé à 2 p. 1,000 chargé de 5 p. 1,000 d'acide chlorhydrique.

« Depuis la fondation du Laboratoire et malgré le nombre très élevé des diagnostics effectués (400 à 500 par mois), aucune angine diphtérique n'a été contractée par le personnel occupé aux diagnostics pendant douze heures par jour.

« Les observations faites par M. le Président de la Commission d'Hygiène du 3ᵉ arrondissement démontrent de sa part une sollicitude très naturelle, mais qui peut, comme il le reconnaît lui-même, être exagérée et sans fondement.

« Depuis plusieurs mois, M. le Préfet de la Seine se préoccupe de trouver, pour le service de la diphtérie, un local central où pourraient être édifiés des Laboratoires pour les diagnostics des affections contagieuses, beaucoup trop à l'étroit, à l'annexe-Est de l'Hôtel de Ville. Une solution ne tardera sans doute pas à intervenir et M. le Président de la Commission d'Hygiène du 3ᵉ arrondissement aura alors pleine et entière satisfaction.

« J'ajouterai que M. le Maire du 3ᵉ arrondissement ne peut émettre un vœu sur la création d'un Laboratoire qui existe déjà, mais simplement le désir de le voir déplacé et construit sur les berges de la Seine, ce qui ne paraît guère praticable actuellement.

Signé : A. PROUST.

« Dans la séance du 5 avril dernier, à la suite d'un rapport que j'eus l'honneur de vous soumettre, vous adoptiez le projet de délibération suivant :

« Le Conseil
« Délibère :

« Article premier. — Un service spécial sera créé dans le Labo-
« ratoire de micrographie de la ville de Paris (observatoire de Mont-
« souris) pour l'étude bactériologique spéciale de la diphtérie.
« Art. 2. — A cet effet, une somme de 10,000 francs sera pré-
« levée sur le chapitre xxiii du budget de 1895.

« Quelque temps après votre vote, ce service fonctionnait dans l'annexe-Est de l'Hôtel de Ville, sous la savante direction de M. le Docteur Miquel, avec de tels avantages pour l'hygiène publique, avec un succès si éclatant, qu'un grand nombre de villes, parmi lesquelles Toulouse, Marseille, Lyon, Rouen, Toulon, Nantes, désiraient connaître dans les détails l'organisation et le fonctionnement du Laboratoire de la Ville de Paris et cherchaient à fonder peu après une institution semblable.

« Aujourd'hui, c'est par centaines que se chiffrent chaque mois les diagnostics réclamés au Laboratoire fondé par le Conseil municipal.

« Le nombre des analyses demandées par les médecins de Paris, de la banlieue, et aussi de la province, s'accroît chaque jour ; et en ce qui concerne la diphtérie, les résultats des examens des analyses et des diagnostics sont considérables. Sur 100 produits morbides envoyés au laboratoire par les médecins, 58 contiennent le bacille de la diphtérie et, grâce aux moyens rapides d'informations que possède le Laboratoire, il devient possible d'appliquer sans retard le traitement par injections de sérum antidiphtérique au début de la maladie, alors que cette merveilleuse méthode est si efficace.

« Aussi voyons-nous chaque jour la mortalité par diphtérie s'atténuer, devenir très faible, et même nulle dans ces dernières semaines, tandis que les moyennes des semaines correspondantes des cinq années précédentes oscillaient entre 15 et 20 décès.

« La diphtérie est sans doute une affection terrible par la soudaineté avec laquelle elle surprend nos enfants, par l'acuité et la rapidité de sa marche ; mais il existe d'autres affections, non moins redoutables, non moins cruelles, parmi celles-ci la tuberculose tient le premier rang, frappant enfants et adultes, s'attaquant à tous les âges, elle fait, à peu près, à Paris deux cent victimes par semaine; il importe aussi qu'elle soit connue dès ses débuts, alors qu'on peut

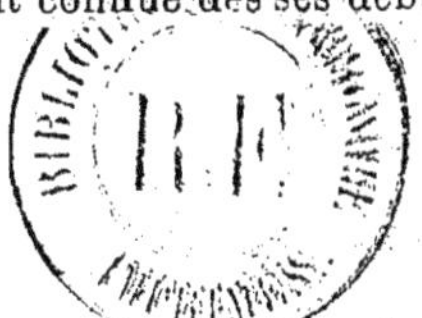

être armé contre elle, qu'on peut la paralyser dans sa marche et éviter les funestes effets de la contagion.

« La tuberculose est également une affection microbienne contre laquelle, en effet, la lutte ne saurait être avantageuse que si la science bactériologique peut, alors même qu'on ne peut que vaguement soupçonner le mal, mettre en évidence le bacille de Koch, cause de tous les désordres, dans les crachats, les urines, les épanchements pleurétiques ou autres de l'économie.

« Or, le Laboratoire de la Ville de Paris est tout indiqué pour remplir ce rôle de préservation sociale.

« Aussi vous demandons-nous, Messieurs, de vouloir décider que ce Laboratoire soit chargé de pratiquer, sur la demande des médecins, des diagnostics de tuberculose, et, pour élargir notre idée, des diagnostics de toutes les affections contagieuses dont le germe est scientifiquement connu et dont on a découvert quelques sérums spécifiques, tels que ceux des septicémies puerpérales, de l'érysipèle, du tétanos, etc.

« Tous les jours, d'ailleurs, M. le Docteur Miquel est appelé à pratiquer des examens de ce genre ; mais il est nécessaire que le Conseil consacre, par un vote favorable, l'extension d'une institution si humanitaire et que la population parisienne et la population de la France entière en soit avertie.

« Nous vous demandons, Messieurs, autre chose.

« Bien que la diphtérie semble aujourd'hui à peu près terrassée, les examens bactériologiques ont permis de reconnaître la véritable nature diphtérique de certaines angines douteuses qu'il serait cliniquement impossible de diagnostiquer. Ces examens ont de plus démontré que les bacilles qui produisent cette terrible maladie persistent pendant fort longtemps, un mois et même davantage, dans le mucus nasal et pharyngien des personnes convalescentes et apparemment guéries. On voit d'ici le danger. Dans les grandes agglomérations d'enfants, dans les écoles, il est de tous les instants.

« Ce que nous vous demandons c'est d'émettre le vœu suivant : que les enfants qui relèvent de la diphtérie, et qui sont encore de véritables foyers de contagion ne puissent être admis à l'école sans un certificat délivré par le Laboratoire de bactériologie, constatant que leurs mucosités sont exemptes du bacille de Lœffler.

« Tant qu'on négligera d'appliquer cette mesure salutaire, la porte restera grande ouverte à l'infection.

« C'est, en effet, parmi la population infantile, chacun le sait, que la diphtérie sévit avec le plus d'intensité, laissant peut-être, pour l'avenir, malgré le traitement bienfaisant par le sérum du Docteur Roux, une tare dont les effets peuvent se manifester à une époque plus ou moins lointaine dans le cours de l'existence. La statistique du Laboratoire établit que, sur 1,000 diagnostics, 560 sont réclamés pour des enfants de trois à dix ans et que sur

380 angines ou laryngites douteuses, le bacille spécifique est présent 380 fois, soit 68 fois pour 100, c'est-à-dire dans les deux tiers des cas.

« La mesure prophylactique que nous proposons est donc nécessaire et mérite d'être appliquée sans délai.

« Nous aurions pu nous étendre longuement sur un sujet qui intéresse à un si haut degré la population; mais nous pensons que ces considérations suffisent pour que vous reconnaissiez la nécessité d'ouvrir un champ plus vaste à une science qui produira des merveilles, d'en faire les heureuses applications qu'elle comporte, de compléter une œuvre qui fait le plus grand honneur au Conseil municipal et aux savants qui s'y dévouent.

« Dans ces conditions, je dépose le projet de délibération et le projet de vœu suivants :

1° « Le Conseil

    « Délibère :
« Le Laboratoire bactériologique de la Ville de Paris effectuera
« les recherches, analyes et diagnostics qui lui seront demandés
« par les médecins de Paris et du département de la Seine pour
« toutes les affections contagieuses dont le germe est scientifique-
« ment connu.

2° « Le Conseil

    « Émet le vœu :
« Qu'aucun enfant relevant de la diphtérie ne soit admis à l'école
« sans un certificat délivré par le Laboratoire de bactériologie de
« la Ville de Paris constatant qu'il est définitivement exempt du
« bacille de Lœffler. »

La première proposition fut adoptée par le Conseil municipal dans sa séance du 8 novembre 1895. Quant au vœu relatif à l'examen bactériologique des mucosités des enfants relevant de diphtérie, il fut renvoyé à la quatrième Commission, chargée d'élaborer le règlement d'inspection médicale des écoles. Nous verrons plus bas que ce vœu s'est réalisé et qu'il ne rentre plus dans les établissements municipaux d'enseignement de la Ville de Paris un élève, ayant eu la diphtérie, sans une attestation du Laboratoire affirmant que les mucosités pharyngiennes et nasales de cet élève ne contiennent plus le bacille de Lœffler.

De son côté, le Conseil général du département de la Seine, appréciant l'utilité qu'il y aurait pour les médecins de la banlieue de pouvoir s'adresser au Laboratoire de bactériologie, réclama cette faculté dans la séance du Conseil général du 25 décembre 1895, par l'organe de M. Gervais, rapporteur de cette proposition, au nom de la deuxième Commission :

« Messieurs,

« J'ai l'honneur de vous demander de vouloir bien voter les crédits nécessaires au fonctionnement, pour le compte du département, du Service bactériologique de la diphtérie établi dans le Laboratoire de micrographie de l'Observatoire de Montsouris.

« Vous savez, Messieurs, que, par une délibération en date du 5 avril 1895, le Conseil municipal de Paris a voté une somme de 10,000 francs sur la proposition de notre collègue M. le Docteur Dubois pour la création d'un service de bactériologie diphtéritique.

« Il y a incontestablement intérêt à faire profiter les communes suburbaines de cette utile institution. Ce sentiment est d'ailleurs manifesté par des réclamations de Conseils municipaux. C'est ainsi, en effet, qu'à la date du 31 juillet 1895 le Conseil municipal de Clamart a émis le vœu que le département subventionne, afin que les communes puissent y recourir en cas de besoin, le Laboratoire bactériologique créé à l'observatoire de Montsouris.

« Sous la réserve que l'organisation de détail de cette institution, son développement et son caractère pourraient être modifiés ultérieurement par une autre répartition administrative des Services d'hygiène, le principe peut être immédiatement adopté avec les crédits d'inauguration qui sont présentés.

« Dans ce but, l'Administration propose une subvention annuelle de 2,500 francs, qui est nécessaire afin de permettre au Service micrographique d'acquérir le supplément de matériel dont il aura besoin et d'indemniser les aides actuellement en fonction pour le surcroît de travail réclamé par ces analyses.

« En conséquence, au nom de la deuxième Commission, j'ai l'honneur de vous demander le vote d'un crédit de 500 francs prélevé sur le crédit de 5,000 francs figurant au budget de l'exercice courant (*Réserves pour dépenses imprévues de nouvelles œuvres philanthropiques*).

« Cette somme serait une gratification au Service micrographique qui, depuis la création du Service de bactériologie, a répondu aux demandes d'analyses faites par les médecins de la banlieue.

« En second lieu, nous vous proposons de voter, pour le fonctionnement normal du Service, au chapitre ix, article à créer, du budget départemental de 1896, un crédit de 2,500 francs qui serait couvert par une diminution de pareille somme à l'article 71 du même chapitre, du projet de budget de 1896, ce qui réduirait cet article à 2,500 francs.

« Adopté. »

Beaucoup plus récemment, M. le Préfet de Seine-et-Oise a demandé à son collègue, M. le Préfet de la Seine, à quelles conditions les médecins du département placés sous son administration pouvaient avoir le droit de s'adresser au Laboratoire de bactériologie et d'y faire exécuter les diagnostics microbiens des affections contagieuses.

Ainsi, dans l'espace de moins d'une année, le Service créé par le Conseil municipal de la Ville de Paris, a démontré que son utilité est des plus nettes, que les praticiens, comme le public, lui ont fait le meilleur accueil et le considèrent comme un puissant auxiliaire, pour trancher les questions délicates de quelques diagnostics difficiles à établir par le seul examen clinique des malades.

De son côté, l'hygiène n'avait tardé non plus, à lui réclamer un service dont tout le monde apprécie l'immense importance, comme l'a dit M. le Docteur Dubois dans ses deux rapports au Conseil municipal et comme l'a démontré le Docteur Sevestre, les malades qui ont été affligés d'angines diphtériques et qui ont pu échapper à cette cruelle affection sont, souvent pendant longtemps, porteurs du bacille de Lœffler ; ces personnes doivent donc rester en surveillance pendant leur convalescence et soumises à une médication antiseptique, jusqu'au moment où elles ne pourront plus, en véhiculant le germe de la diphtérie, semer autour d'elles la contagion.

Les personnes guéries sont, fréquemment, trop disposées à se considérer comme inoffensives, et les soins dont elles s'entourent dans leur convalescence, pour ne pas contagionner leurs proches ou les voisins, sont généralement insuffisants ; il ne s'agit pas seulement ici de la diphtérie, mais de la scarlatine, de la rougeole, de la coqueluche, de la variole, etc.

La contagion peut, surtout, avoir les conséquences les plus redoutables dans les écoles et autres agglomérations d'enfants ou de personnes adultes ; quand on connaîtra exactement les germes des fièvres éruptives, rien ne s'opposera à ce qu'un examen bactériologique soit fait pour ces maladies, comme il importe aujourd'hui de le pratiquer pour les convalescents de la diphtérie.

C'est guidé par cette sollicitude que le Conseil municipal de Paris a émis le vœu dont on a lu plus haut la teneur : que les enfants relevant de la diphtérie fussent examinés au point de vue bactériologique avant leur rentrée à l'école.

A la date du 16 avril 1896, M. le Préfet de la Seine rendit exécutoire le vœu du Conseil municipal, en prenant l'arrêté dont voici le texte :

PRÉFECTURE DU DÉPARTEMENT DE LA SEINE

« LE PRÉFET DE LA SEINE,

« Vu l'arrêté préfectoral en date du 27 octobre 1894, relatif aux prescriptions hygiéniques à prendre dans les écoles primaires publiques de la Ville de Paris pour prévenir et combattre les épidémies ;

« Ensemble le règlement relatif à la prophylaxie des épidémies dans les écoles primaires de la Ville de Paris, annexé à l'arrêté susvisé du 27 octobre 1894, et notamment à l'article 12 ;

« Vu les vœux émis par les délégations cantonales des 2e et 3e arrondissement et par le Conseil municipal de la Ville de Paris dans sa séance du 25 octobre 1895 et tendant à exiger de tout enfant atteint de diphtérie, avant sa réintégration à l'école, un certificat du Laboratoire de bactériologie ;

« Vu le procès-verbal de la séance en date du 18 janvier dernier, dans laquelle la Sous-Commission d'assainissement et de salubrité de l'habitation, saisie de la question, a conclu à la nécessité d'inviter les médecins-inspecteurs pour les enfants relevant de la diphtérie à joindre au certificat d'usage une attestation donnée par le Service bactériologique de la Ville de Paris et constatant que ces enfants ne portent plus le bacille de Lœffler ;

« Sur le rapport de l'inspecteur d'académie du département de la Seine,

« ARRÊTE :

« ARTICLE PREMIER. — L'article 12 du règlement du 27 octobre 1894, relatif à la prophylaxie des épidémies dans les écoles primaires publiques de la Ville de Paris est complété ainsi qu'il suit :

« Dans le cas où les enfants auraient été atteints de diphtérie, le médecin-
« inspecteur devra joindre à ce certificat une attestation délivrée par le Ser-
« vice bactériologique de la Ville de Paris constatant que ces enfants ne portent
« plus de bacilles de Lœffler. »

« ART. 2. — Le Secrétaire général de la préfecture et l'Inspecteur d'Académie, directeur de l'Enseignement primaire, sont chargés, chacun en ce qui le concerne, d'assurer l'exécution du présent arrêté.

Fait à Paris, le 16 avril 1896.

Pour ampliation :
Signé : POUBELLE.

Pour le Secrétaire général :
LE CONSEILLER DE PRÉFECTURE DÉLÉGUÉ,
Signé : RENÉ PICHON.

MM. les Maires de la Ville de Paris furent informés, par M. le Préfet de la Seine, de la nouvelle mesure prophylactique, mise en vigueur par la circulaire suivante, indiquant également les voies et moyens pour se conformer à l'arrêté préfectoral du 16 avril 1896.

DIRECTION
DE
L'ENSEIGNEMENT PRIMAIRE

BUREAU CENTRAL

RÈGLEMENT
RELATIF A LA PROPHYLAXIE
DES ÉPIDÉMIES DANS LES ÉCOLES

RÉPUBLIQUE FRANÇAISE

LIBERTÉ. — ÉGALITÉ. — FRATERNITÉ

PRÉFECTURE DE LA SEINE

Paris, le 18 mai 1896.

LE PRÉFET DE LA SEINE A MM. LES MAIRES DES VINGT ARRONDISSEMENTS DE PARIS.

« Comme suite à ma circulaire du 14 février 1895, j'ai l'honneur de vous adresser ampliation d'un arrêté préfectoral en date du 16 avril 1896 complétant le règlement du 29 octobre 1894, relatif à la prophylaxie des épidémies dans les écoles.

« Aux termes de cet arrêté, tout enfant relevant de la diphtérie ne pourra être réintégré à l'école sans que le médecin-inspecteur ait annexé à son certificat une attestation délivrée par le Service bactériologique de la Ville de Paris constatant que cet enfant ne porte plus de bacilles de Lœffler.

« MM. les médecins-inspecteurs devront donc désormais joindre à toute autorisation de rentrée à l'école d'un enfant ayant été atteint de diphtérie un certificat constatant que les sécrétions nasales et pharyngiennes de ces élèves ont été examinées par le Laboratoire de bactériologie et reconnues exemptes des traces de germes spécifiques.

« A cet effet, lorsqu'un élève des écoles ayant été atteint de diphtérie se présentera devant le médecin-inspecteur, celui-ci devra : soit pratiquer directement sur cet enfant le prélèvement des mucosités à soumettre à l'analyse, soit, s'il le préfère, le renvoyer au Laboratoire de bactériologie de la Ville de Paris.

« Ce Laboratoire, installé à l'annexe de l'Hôtel-de-Ville, rue Lobau, 2, sous la direction de M. le Docteur Miquel, est à la disposition des praticiens pour recevoir et examiner les sécrétions qui leur seront envoyées.

« Pour faciliter ces envois, il leur est confié, sur leur demande, des tubes d'un modèle spécial et dont le mode d'emploi leur est indiqué.

« Le Laboratoire est de plus ouvert à toute personne qui y conduit un enfant pour faire procéder au prélèvement des sécrétions et à leur examen immédiat.

« Le résultat de l'examen est dans tous les cas aussitôt communiqué aux familles ou aux médecins-inspecteurs qui l'ont provoqué ; il est accompagné, s'il y a lieu, d'une attestation constatant que l'enfant ne porte plus de traces de bacilles de Lœffler.

« Je vous prie, M. le Maire, de vouloir bien donner des instructions en ce sens aux médecins-inspecteurs de votre arrondissement, en leur adressant à chacun une copie de l'arrêté précité du 16 avril 1896 et à veiller à son exécution.

« Par une circulaire, en date de ce jour, dont un exemplaire est ci-joint, MM. les Directeurs et MM^{mes} les Directrices des écoles ont été invités à se conformer à ces nouvelles prescriptions. »

LE PRÉFET DE LA SEINE.

Pour le Préfet et par autorisation :

L'INSPECTEUR D'ACADÉMIE

Directeur de l'Enseignement primaire de la Seine,

E. CARRIOT.

La circulaire à laquelle M. le Directeur de l'Enseignement primaire du département de la Seine fait allusion fut adressée à MM. les instituteurs et MM^mes les institutrices des écoles de la Ville de Paris le 18 mai 1896. Nous n'en reproduirons que le passage suivant, relatif à l'attestation délivrée par le Laboratoire bactériologique :

« C'est ce certificat que les familles devront rapporter au médecin-inspecteur, qui le joindra à celui qu'il doit lui-même délivrer.

« Vous devrez donc, désormais, exiger de tout enfant ayant été atteint de diphtérie, avant de l'accepter à l'école, la production de ces deux certificats : celui du Laboratoire de bactériologie et celui du médecin-inspecteur. »

Actuellement, le service d'examen des élèves ayant eu la diphtérie fonctionne régulièrement, et voici, ci-contre, à titre documentaire, le modèle *en blanc* des attestations qui sont adressées à MM. les médecins-inspecteurs des écoles municipales.

Que ce soit le médecin-inspecteur ou le Laboratoire qui ait pratiqué le prélèvement des mucosités chez les élèves convalescents de la diphtérie, l'attestation qui suit, négative ou positive, est *toujours* adressée au médecin qui a sous sa surveillance l'école à laquelle l'élève appartient. Tantôt cette attestation lui est directement en-envoyée par la poste, tantôt elle lui est apportée par les parents, qui sont venus la chercher au Laboratoire et qui doivent la lui remettre *sous pli cacheté*.

En un mot, le Service bactériologique agit ici comme vis-à-vis des médecins ordinaires qui le consultent pour avoir le diagnostic microbien des angines de leurs clients. En adoptant cette procédure, le Laboratoire établit nettement qu'il ne veut empiéter sur aucune des attributions de MM. les médecins-inspecteurs des écoles.

RÉPUBLIQUE FRANÇAISE

LIBERTÉ. — ÉGALITÉ. — FRATERNITÉ.

ATTESTATION délivrée par le Service bactériologique de la Ville de Paris, en exécution de l'Arrêté préfectoral du 16 avril 1896, et conformément à la Circulaire préfectorale du 18 mai 1896.

HONORÉ CONFRÈRE,

Les sécrétions d.....................................

âgé........de...............ans......................domicilié........à Paris

....élève

de l'école...

....ont...............offert à la culture

le bacille de la diphtérie.

Veuillez agréer, honoré Confrère, l'assurance de ma considération distinguée.

Paris, le.............................18

Le Chef du Laboratoire :

A Monsieur le Docteur...

Médecin-inspecteur des Écoles du .... arrondiss'.

On lira plus bas les résultats statistiques que le Service a pu receuillir.

Nous devons ajouter qu'avant la réalisation officielle du vœu du Conseil municipal et de quelques Délégations cantonales de la Ville de Paris, plusieurs médecins-inspecteurs des écoles s'adressaient régulièrement au Laboratoire de l'annexe-Est de l'Hôtel de Ville avant d'autoriser la rentrée dans les établissements scolaires des enfants ayant été atteints d'angines diphtériques ; quelques-uns même ont souvent réclamé cet examen pour les frères et sœurs ne fréquentant pas les écoles, mais ayant eu la diphtérie.

Plusieurs médecins des lycées de Paris et de la banlieue, de quelques hôpitaux privés, des prisons, en un mot de toutes les agglomérations de personnes vivant en commun, s'adressent également au Laboratoire et lui réclament le diagnostic de toutes les angines douteuses écloses dans les établissements qu'ils ont pour mission de surveiller ; il en est de même des médecins de plusieurs dispensaires privés ou municipaux qui ont, dès la première heure, réclamé un dépôt de trousses de diagnostics.

Les dispositions adoptées pour assurer la marche régulière du Service ont fait l'objet d'un règlement intérieur dont nous pouvons dire succinctement quelques mots :

D'abord il fut décidé que le Laboratoire resterait ouvert aux médecins et au public, tous les jours de l'année, de huit heures du matin à huit heures du soir. Une permanence de douze heures fut donc établie à l'annexe-Est de l'Hôtel de Ville, où, depuis le 1er juillet 1895, l'accès du laboratoire est permis entre les limites horaires qui viennent d'être indiquées. On aurait, peut-être, pu encore étendre ces limites, les porter de sept heures du matin à neuf heures du soir ; mais, outre que le personnel peu nombreux du Service aurait eu un surcroît de travail, les moyens de communication les plus rapides auraient manqué pour transmettre les résultats des analyses bactériologiques aux intéressés.

Pour faciliter la transmission des résultats aux médecins, un téléphone (n° 104.72) fut installé dans la salle même consacrée aux diagnostics, de façon à recevoir rapidement les avis divers pouvant venir de Paris ou de la banlieue et d'expédier, sans perte de temps, des messages téléphoniques aux médecins de Paris, du département de la Seine et des communes comprises dans le réseau annexé.

L'expérience nous a appris qu'on doit user avec réserve des messages téléphonés, par la raison que ces messages sont parfois inconsciemment dénaturés par les agents des cabines intermédiaires, ce qui tient aux termes techniques et peu usuels avec lesquels on les rédige. On doit, de beaucoup, préférer, en pareil cas, les cartes-télégrammes closes, puisqu'elles sont écrites, collationnées et signées par le Chef de service lui-même. C'est pour ces motifs multiples qu'il n'est plus expédié de messages téléphoniques aux médecins de la ville de Paris, mais on est forcé de recourir à ce moyen de transmission rapide quand les diagnostics doivent être adressés aux praticiens des départements de la Seine et de Seine-et-Oise.

En dehors des opérations réclamées par les diagnostics, les micrographes du service bactériologique ont à fabriquer, stériliser, gélatiniser tout le sérum de sang nécessité par les expériences, à vérifier le pouvoir nutritif de ce milieu vis-à-vis du bacille de Lœffler, à confectionner les boîtes de tubes, à pratiquer toutes les stérilisations, à tenir exactement les cahiers de Laboratoire, les fiches justificatives des dates et heures des envois, la comptabilité des frais postaux et autres, etc. Un aide qui n'est pas de service au Laboratoire de diagnostic est plus particulièrement appelé à livrer les nécessaires, à les recevoir à leur retour et à fournir au public toutes les explications qui lui sont demandées.

Si le Service micrographique ordinaire chargé d'analyser l'air, les eaux, le sol de Paris et du département de la Seine n'avait pu déléguer fréquemment un aide supplémentaire au nouveau Service, il eût été difficile, dans les moments où les diagnostics affluent, d'exécuter tout le travail venu à la section du Laboratoire de bactériologie chargé spécialement du diagnostic des affections contagieuses.

Nous estimons que la durée de temps exigée pour un diagnostic de la diphtérie, exécuté sans hâte, avec conscience et grand soin est très voisine d'une heure, et, finalement, qu'on ne peut demander à un micrographe plus de six à sept diagnostics semblables en six heures d'un travail assidu, ininterrompu; s'il est des diagnostics diphtériques pouvant étre assurés en vingt ou trente minutes, il en est d'autres, comportant des examens directs de fausses membranes, de cultures pratiquées avec ces fausses membranes, des examens successifs et multiples de colonies nées sur sérum qui exigent beaucoup plus d'une heure; dans les cas habituels, il est infiniment plus rapide de rechercher le bacille de Koch, dans les crachats, le pus, les urines, etc. ; mais, jusqu'ici, ces derniers diagnostics s'exécutent au Laboratoire beaucoup plus rarement que les diagnostics relatifs aux angines douteuses.

En résumé, c'est avec de faibles moyens que s'effectue un travail considérable qui ne peut être mené à bien que grâce au zèle, à la ponctualité et au dévouement des agents de tout ordre qui sont chargés de l'assurer.

En fondant ensemble la subvention municipale de 10,000 francs et la subvention départementale de 2,500 francs, accordées au Laboratoire de bactériologie de la préfecture de la Seine, on obtient 12,500 francs, ainsi répartis dans le budget du Service bactériologique pour l'année 1896 :

SERVICE BACTÉRIOLOGIQUE (DIAGNOSTICS)

1° Personnel

2 micrographes, à 2,500 francs l'un	5,000
1 aide-micrographe	2,000
1 garçon de laboratoire.....................	1,800
Indemnités pour travaux extraordinaires (dimanches et fêtes).........................	800
Total du personnel...........	9,600

2° Matériel

Achat et entretien des instruments et du matériel spécial, frais de bureau et de correspondances, téléphone, menues dépenses	2,900
Total du matériel	2,900
Total du Service bactériologique (diagnostics)...	12,500

Il ne nous paraît pas exagéré de prévoir que le chiffre des diagnostics qui, du 1er juillet 1895 au 30 juin 1896, a été égal à 3,380, dont 3,223 pour angines douteuses, doublera aisément du 1er juillet 1896 au 30 juin 1897 ; dans cette hypothèse, c'est environ 6,500 diagnostics qui devront être effectués annuellement par le Service bactériologique, soit, à peu près, 21 diagnostics par jour. C'est là le maximum de travail que pourra fournir le laboratoire avec les ressources mises actuellement à sa disposition.

II. — Diagnostic bactériologique de la diphtérie

Pour venir efficacement en aide aux praticiens qui désirent obtenir le diagnostic bactériologique des angines suspectes qu'ils sont appelés à traiter, le Laboratoire de la Préfecture de la Seine devait, comme cela se faisait déjà ailleurs et à Paris (1), offrir aux médecins un nécessaire où se trouveraient avec les instruments indispensables pour prélever les sécrétions pathogènes, les milieux nutritifs destinés à ensemencer les mucosités pharyngiennes et nasales des malades.

Jusque-là les nécessaires mis en circulation étaient faits de boîtes de bois ou de carton, non stérilisables, par conséquent incapables d'être utilisées plusieurs fois ; en général, ces boîtes contenaient trois tubes, un pour recevoir les fausses membranes, le cas échéant, et deux tubes de sérum gélatinisé pour ensemencer les sécrétions. La moindre de ces boîtes avait, vide, une valeur voisine de 20 à 25 centimes ; à ce taux leur emploi aurait occasionné à la Ville de Paris une dépense annuelle au moins égale à 1,000 francs, et même, dans ces conditions onéreuses, les nécessaires mis entre les mains des médecins auraient été très incomplets, peu commodes et, disons-le, peu présentables.

Avec une dépense beaucoup moindre, il parut possible

---

(1) Trousses de la *Presse médicale*, de la pharmacie centrale, etc.

de livrer des nécessaires moins primitifs ; pour cela il suffisait de les rendre stérilisables, et pour les rendre stérilisables, il fallait les faire construire en métal peu altérable. Ce qui fut fait.

Dans ces conditions, le prix brut commercial de la boîte adoptée par la Ville de Paris revient à 6 francs, mais la même boîte peut servir jusqu'à complète usure, et alors le prix de revient des nécessaires adoptés devient de plus en plus minime.

Sur 150 boîtes demandées jusqu'à ce jour à M. Adnet, 100 seulement ont été mises en usage ; chacune d'elles a servi environ 30 fois, ce qui abaisse leur prix à 0 fr. 20 par diagnostic ; quand elles auront servi 100 fois chacune, ce prix ne sera plus que de 0 fr. 06. Faire le mieux possible était donc ici synonyme de faire bon marché.

Les nécessaires en question ont la forme d'un rectangle ayant 24 centimètres de longueur sur 6 1/2 centimètres de largeur ; leur hauteur est de 22 millimètres ; ils sont entièrement faits en cuivre nickelé et poli dans leurs parties extérieures. Ils sont fermés par un couvercle à charnières muni d'une agrafe identique à celle de quelques boîtes d'instruments de chirurgie. Ce couvercle porte à son centre en lettres estampées en creux la suscription suivante :

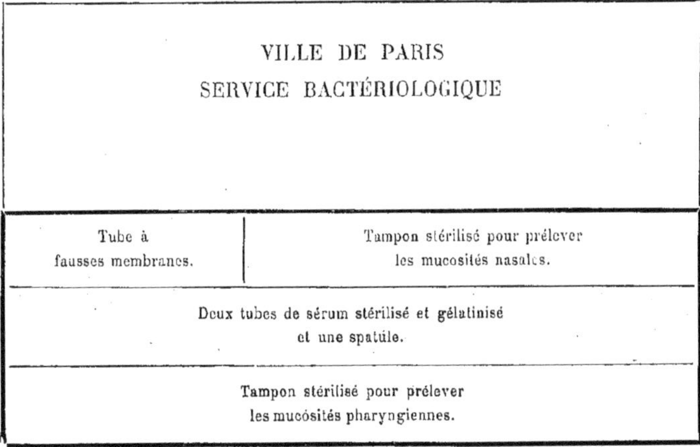

Fig. 1. — Nécessaire de la Ville de Paris pour le diagnostic de la diphtérie, représenté aux 5/12 de sa grandeur réelle.

Ces nécessaires possèdent intérieurement deux cloisons longitudinales qui les divisent en trois compartiments.

Le premier de ces compartiments est à son tour divisé inégalement en deux cases par une cloison transversale; la première est destinée à recevoir un tube de verre court, stérilisé au four à flamber, capuchonné et placé en vue du transport des *fausses membranes;* la seconde case contient un tube de verre muni d'un tampon humide en coton hydrophile, monté sur une tige de cuivre argenté et stérilisé à 110 degrés à l'autoclave; ce tampon sert à prélever les mucosités nasales.

Le compartiment opposé reçoit un tube de verre très long muni d'un tampon un peu plus gros que le précédent; il doit être employé pour prélever les mucosités pharyngiennes et, au besoin, pour aider le médecin à détacher les sécrétions solides.

Enfin, dans le compartiment du milieu, se trouvent deux tubes de sérum stérilisé à la bougie Chamberland, gélatinisé entre 66 et 70 degrés, accompagnés d'une spatule de cuivre argentée.

Pour éviter le bris des tubes, ces derniers sont protégés dans le fond de la boîte par des bandes de papier et au dessus par un coussin de papier Joseph ayant à peu près la section du nécessaire.

Le prix d'un nécessaire neuf et garni revient alors à 7 fr. 18; mais les boîtes, les hampes, les spatules, les capuchons de caoutchouc et les tubes de verre étant stérilisables, le renouvellement de ces divers éléments ne se fait qu'au fur et à mesure qu'ils deviennent hors d'usage.

Chaque boîte reçoit, en outre, une note pour rappeler à MM. les médecins l'usage du contenu du nécessaire et une fiche qu'ils sont priés de remplir dans l'intérêt de la statistique.

Voici la copie de cette note avec un avis qui a dû y être joint ultérieurement :

PRÉFECTURE DE LA SEINE

VILLE DE PARIS

DIRECTION
des
AFFAIRES MUNICIPALES

LABORATOIRE
de
Diagnostic bactériologique
de la diphtérie

Rue LOBAU, 2 *(à l'entresol)*

Ouvert tous les jours
de 8 h. du matin à 8 h. du soir,
y compris les dimanches
et les jours fériés

RÉPUBLIQUE FRANÇAISE
LIBERTÉ. — ÉGALITÉ. — FRATERNITÉ

NOTE

pour

MM. LES MÉDECINS

1° Dans l'intérêt de la sûreté et de la rapidité du diagnostic de la diphtérie, MM. les médecins sont priés d'envoyer des fausses membranes toutes les fois que cela sera possible ; elles devront être placées dans le tube stérilisé, portant sur l'étiquette **fausses membranes**. Dans ce cas particulier, il est inutile de pratiquer les ensemencements sur sérum.

2° S'il existe des fausses membranes et qu'on ne puisse pas en obtenir un lambeau, avec la spatule placée à côté des tubes étiquetés **sérum stérilisé** et passée préalablement dans une flamme, puis refroidie, on raclera légèrement la fausse membrane et on ensemencera les deux tubes.

Cet ensemencement sera pratiqué avec toutes les précautions d'aseptie désirables, en stries horizontales serrées, par un mouvement alternatif de droite à gauche, de façon à recouvrir la surface du sérum. On touchera ensuite la fausse membrane avec *le tampon* humide stérilisé, contenu dans le *long tube*, et on le remettra à sa place sans le contaminer par aucun contact étranger.

3° S'il n'existe pas de fausses membranes, on pratiquera avec la spatule flambée et refroidie, comme il vient d'être dit, un raclage léger et rapide sur les parties supectes, et l'on ensemencera les deux tubes de sérum.

On pratiquera le toucher de la gorge avec *le tampon* stérilisé contenu dans le *long tube*, et on le remettra en place avec le plus grand soin.

4° Pour rechercher le bacille de la diphtérie dans les fosses nasales, soit chez les malades, soit chez les convalescents, on se servira *du tampon* stérilisé contenu dans le *tube court* qui permettra de recueillir le mucus nasal et autres sécrétions suspectes.

AVIS TRÈS IMPORTANT

MM. les médecins sont priés de recueillir les fausses membranes et de pratiquer les divers ensemencements **avant** ou **longtemps après** toute médication antiseptique. Faute de prendre cette précaution, il arrive très souvent que des exsudats réellement diphtériques ne fournissent à la culture aucune **colonie de bacille de Lœffler**, ou n'en fournissent que très tardivement, après 36 ou 48 heures.

Pour éviter des erreurs de diagnostic de ce fait, le Laboratoire pourra n'envoyer les résultats **négatifs** que 36 ou 48 heures après le retour des nécessaires utilisés.

Le laboratoire ne prend pas la responsabilité des diagnostics quand les ensemencements ont été pratiqués sur des sérums dont il n'a pu contrôler la nutritivité vis-à-vis du bacille de Lœffler.

Nota. — Les boîtes contenant les objets nécessaires au diagnostic de la diphtérie sont rigoureusement stérilisées ; les *tampons* sont toujours *neufs* et purgés de germes ; la spatule, quoique déjà stérilisée, pouvant être contaminée par les germes atmosphériques, devra être passée dans une flamme au moment de l'emploi.

Les nécessaires ne seront délivrés que sur la demande écrite de MM. les médecins, et les résultats des analyses leur seront communiqués, si cela est possible, 24 heures après le retour des nécessaires utilisés.

Le dépôt d'une somme de **cinquante centimes** *donne droit à une réponse par voie télégraphique.*

La fiche destinée à être remplie par le médecin est composée de la façon suivante :

LABORATOIRE DE BACTÉRIOLOGIE DE LA VILLE DE PARIS N°
2, Rue Loban (entresol)

*Nom et domicile du Médecin*____

Opérations effectuées			**Renseignements statistiques**
(Prière de biffer la réponse qui ne convient pas)			
1° Les tubes de sérum ont-ils été ensemencés ?	Oui	Non	Nom et domicile du malade________________
2° Le tampon pour l'exploration du pharynx a-t-il été utilisé ?.	Oui	Non	Age et sexe du malade________________
3° Le tampon pour récolter le mucus nasal a-t-il été utilisé ?.	Oui	Non	Age de la maladie________________

AVIS IMPORTANT. — Cette feuille doit être renvoyée en même temps que le nécessaire ; en son absence, le diagnostic ne pourrait être transmis.

Les nécessaires, les tubes, la note pour MM. les médecins, la fiche de statistique, portent le même numéro d'ordre qui se trouve également reproduit sur le carnet portant les dates de la livraison et du retour du nécessaire ; ultérieurement, les tubes et plaques qu'on a jugé utile de faire au Laboratoire, les préparations microscopiques et, enfin, le télégramme ou la lettre d'envoi reçoivent le même chiffre, ce qui rend impossible toute confusion et les erreurs qui pourraient avoir, en pareil cas, une très grande importance.

Les trousses revenues au Laboratoire après avoir été utilisées ou *non utilisées* sont soumises à la stérilisation la plus rigoureuse ; il en est de même de tous les objets qui les constituent.

Par une étiquette collée à l'extérieur du nécessaire, le public est engagé à rapporter dans un délai de huit jours au Laboratoire les boîtes que le médecin n'a pas cru devoir employer, cela pour plusieurs motifs : d'abord, par suite de l'humidité des bourres de coton, les mucédinées qui peuvent germer à l'extérieur du tampon, envoient leur mycélium à travers l'ouate et viennent fructifier dans l'intérieur du tube où elles sèment leurs spores sur le sérum ; ce mode d'altération du sérum est de beaucoup le plus fréquent ; un autre tient à ce que des personnes, peu au fait de la bactériologie, ouvrent les tubes, examinent les tampons humides emmanchés en les sortant de leurs gaines et les touchent avant de les remettre en place ; enfin, dans l'intérêt de l'exactitude du diagnostic, il est indispensable que le médecin ait entre les mains un nécessaire récemment confectionné déclaré bon par le Laboratoire ; c'est pour cette raison que les praticiens devront toujours en exiger de préparés depuis peu et nous faire rapporter ceux dont il ne se sont pas servis. Le seul soin qu'ils aient à prendre pour être certains de l'aseptie des opérations est de flamber la spatule destinée à prélever les mucosités pharyngiennes ; ce flambage doit être léger et pratiqué dans le seul but de détruire les poussières atmosphériques qui sont venues se déposer spontanément sur la spatule ; donc, il n'est pas utile de la porter au rouge, encore moins de la fondre dans la grille d'un poêle, comme cela est plusieurs fois arrivé.

Nous avons dit que le nécessaire de diagnostic de la diphtérie adopté par le Laboratoire de bactériologie de la Ville de Paris possède deux tubes de sérum gélatinisé pour l'ensemencement direct des sécrétions pathogènes au lit du malade. Nous allons consacrer quelques lignes à la technique de la fabrication de ce milieu, aujourd'hui si employé, qui a même passé du laboratoire des microbiologistes aux officines industrielles.

Fabrication du sérum

Le Laboratoire de bactériologie devant, dès la première année, préparer environ 10,000 tubes de sérum de sang stérilisé et gélatinisé, il fallait se préoccuper d'avoir constamment sous la main un sérum irréprochable en quantité suffisante. Quelques essais faits avec plusieurs sérums industriels ne purent nous satisfaire, et c'est alors que la Direction des affaires municipales mit à la disposition du Service des diagnostics un échaudoir de l'abattoir de Villejuif, où les agents du Laboratoire préparent eux-mêmes le sérum avec le sang sortant des vaisseaux des animaux abattus sous leurs yeux.

M. Ed. Bourgeois jeune étant le concessionnaire du sang recueilli dans cet abattoir, nous avons dû nous adresser à lui pour acquérir au nom de la Ville de Paris le sang nécessaire au fonctionnement du Laboratoire de diagnostic de la diphtérie.

Paris, le 17 avril 1895.

A M. Ed. Bourgeois jeune, manufacturier, Boulevard d'Alfort, à Ivry-sur-Seine.

Monsieur,

Le Conseil municipal de la Ville de Paris ayant voté la création d'un Service de diagnostic bactériologique de la diphtérie, M. le Directeur des affaires municipales m'a autorisé à m'installer aux abattoirs de Villejuif, pour y préparer moi-même le sérum de sang de cheval nécessaire à nos recherches.

Je viens vous demander si vous pourriez me céder une certaine quantité de sang de cheval, au moment même de la saignée des animaux abattus, et quelles seraient les conditions de cette cession.

Je ne prévois pas, actuellement, avoir besoin de plus de 5 à 6 litres de sang de cheval par semaine.

Veuillez agréer, Monsieur, l'assurance de ma considération la plus distinguée.

Signé : Dr MIQUEL.

M. Ed. Bourgeois mit à notre disposition, avec un empressement et un désintéressement dont nous tenons à le remercier publiquement, une quantité de sang supérieure à celle qui nous était nécessaire. Voici, du reste, la lettre qui nous fut écrite par ce manufacturier en réponse à notre demande :

Ivry-sur-Seine, le 19 avril 1895.

A M. le Docteur Miquel, chef du service micrographique, 2, *rue Lobau, Paris.*

MONSIEUR,

Je possède votre honorée du 17 courant.

Désirant contribuer à votre œuvre dans la mesure de mes moyens, je m'empresse de donner l'ordre à mon contremaître de l'abattoir de Villejuif, M. Bresson, de mettre à votre disposition la quantité de sang de cheval que vous lui demanderez, jusqu'à concurrence de 15 litres par semaine, et ce gratuitement.

Veuillez agréer, Monsieur, mes salutations empressées.

Signé : ED. BOURGEOIS Jeune.

La quantité de sérum dont nous avions besoin se trouvait ainsi assurée pour une durée illimitée, car on tue journellement aux abattoirs de Villejuif un nombre de chevaux variant de 40 à 80.

Restait à trouver une technique de préparation de sérum stérile avec un sang forcément contaminé par les bactéries, car, en effet, il ne fallait pas songer à saigner les chevaux avant leur abattage, cette pratique étant contraire aux arrêtés de M. le Préfet de police. La seule chose possible était donc de recueillir dans des vases propres et purgés de germes le sang des animaux assommés et tombés sur les dalles de l'abattoir.

Pour cela, la tête du cheval étant soulevée, et le premier flot de sang écoulé, on recueille avec une bassine flambée 10 à 12 litres de sang qu'on verse dans un grand vase métallique possédant la forme d'une poissonnière, cette dernière est rapidement transportée dans un lieu frais ou mieux dans une caisse contenant de la glace où on l'incline fortement ; puis, quand le caillot est bien pris c'est-à-dire 3 ou 4 heures plus tard, le récipient est incliné en sens inverse et on incise la surface du caillot, peu profondément mais suffisamment, pour favoriser l'écoulement du sérum, qui se rend dans la partie la plus déclive du récipient. Le sérum après une attente de 24 à 48 heures est siphoné dans des vases stérilisés et porté au Laboratoire, où on le filtre à la bougie Chamberland.

Nous avons démontré il y a déjà longtemps que les liquides organiques tant d'origine végétale qu'animale : le suc des plantes, le sérum de sang pur ou dilué, les liquides pleurétiques (1) etc., pouvaient aisément être stérilisés par filtration à travers le plâtre, les rondelles de papier et d'amiante, les bouchons d'argile et les bougies en biscuit ; dans un travail plus récent (2), nous avons dit quelques mots de la technique de cette opération avec les bougies de porcelaine et nous pouvons aujourd'hui compléter ces indications en donnant la figuration de l'ensemble de l'appareil filtrant qui permet d'obtenir des rendements très satisfaisants.

Pour que le sérum filtre bien et rapidement, il importe surtout qu'il ne tienne en suspension qu'un très faible nombre de globules rouges ou blancs ; il faut de plus que le sang soit normal et non visqueux comme plusieurs chevaux en fournissent quelquefois ; il faut, enfin, que la pâte dont est faite la porcelaine de la bougie soit poreuse et de la qualité de celles qui filtrent les eaux sous une faible pression.

(1) *Bulletin de la Société chimique de Paris*, t. XXXV, p. 552, 1881.
Annuaire de l'Observatoire de Montsouris pour l'année 1882, p. 418.
Les organismes vivants de l'atmosphère, p. 116, 1883.
(2) *Annales de micrographie*, t. VII, p. 261, 1895.

Les bougies qui semblent donner les meilleurs résultats sont les bougies Chamberland portant la marque F. Les bougies en pâtes dures et denses sont absolument à rejeter, car, c'est à peine si elles permettent de filtrer 100 à 200 centimètres cubes de sérum.

Voici maintenant le dispositif adopté (voir *fig.* 2); il se rapproche beaucoup de celui que nous avons décrit en 1890 pour filtrer les liquides organiques ou les cultures chargées de produits diastasiques (1); il en diffère toutefois par un point particulier. Pour augmenter la rapidité de la filtration, on chauffe le sérum au moyen d'un bain-marie bien réglé de manière à effectuer la filtration à une température plus ou moins élevée, entre 40 et 45 degrés dans le cas qui nous occupe. Certains sérums filtrent également à froid, alors on a l'avantage de pouvoir augmenter la force du vide. A chaud, on le conçoit aisément, le liquide entre facilement en ébullition dans la bougie, le vide étant diminué de la tension maximum de la vapeur d'eau à la température à laquelle on opère ; le sérum mousse et il devient nécessaire de refroidir le vase où on le recueille.

F est un flacon de verre à tubulure inférieure où l'on place le sérum venu de l'abattoir. Un robinet permet de régler son écoulement dans l'éprouvette à pied placée dans le bain-marie réglé entre 40 et 45 degrés. Une bougie en porcelaine, dans laquelle on fait le vide, stérilise le sérum qui la traverse pour se rendre dans le vase conique refroidi V, où le vide est transmis par une tubulure supérieure en communication directe avec une trompe à eau de laboratoire. Un manomètre permet de lire la pression dans le système et, enfin, le robinet à trois voies R, indiqué en simple coupe dans la figure, sert à modérer ou à interrompre le vide et à faire rentrer l'air dans l'appareil.

Le récipient conique plein de sérum, on le remplace par un nouveau stérilisé à l'autoclave, et ce dernier par un troisième, si cela est nécessaire, pour recueillir la quantité totale du liquide filtré.

La filtration achevée, on distribue le sérum, ainsi purgé de tout germe, de la façon suivante : avec une pipette à

---

(1) *Annuaire de l'Observatoire de Montsouris* pour l'année 1890, p. 459, fig. 68.

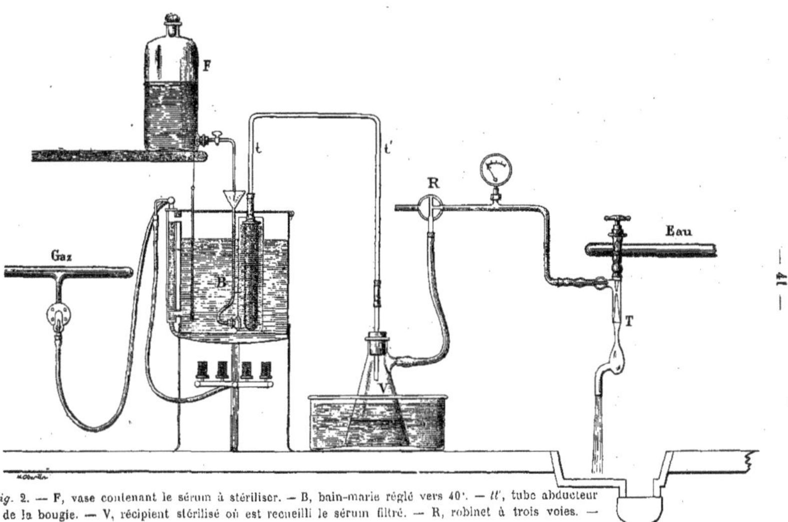

boule d'une capacité de 300 à 400 centimètres cubes
(voir *fig.* 3), on aspire le liquide des vases coniques ; cette
pipette, stérilisée à l'avance, munie d'une longue pointe
mobile retenue par un tube de caoutchouc, porte une pince
de Mohr pouvant fortement écraser le caoutchouc entre la

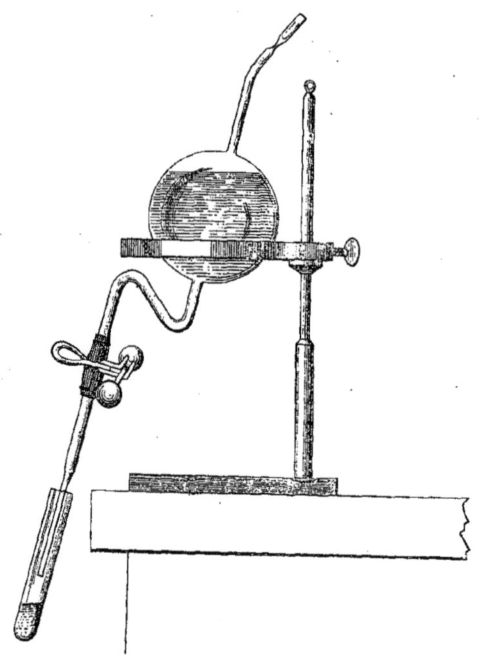

Fig. 3. — Pipette distributrice du sérum de sang stérilisé.

pointe et la boule. Pour plus de commodité, la boule de la
pipette est posée sur l'anneau de bois d'un porte-entonnoir
et alors, tandis qu'un aide engage dans un tube de verre
stérilisé, ou dans tout autre vase destiné à recevoir le sérum,
la pointe de la grosse pipette, un second aide desserre la
pince de Mohr et laisse écouler la quantité voulue de
liquide. La quantité de sérum qu'il faut introduire dans
les tubes à essais utilisés pour le diagnostic de la diphtérie
pour obtenir, par inclinaison, une section elliptique longue
et très convenable pour la culture des sécrétions patho-

gènes doit égaler le tiers environ de la hauteur des tubes. Il est bien entendu que les tubes où l'on laisse tomber le sérum ont été, au préalable, stérilisés à sec pendant 3 à 4 heures à 170 degrés, qu'ils sont munis de bourres bien faites, qu'on enlève après les avoir flambées, au moment du remplissage et qu'on passe par la flamme avant de les replacer.

Quand on a ainsi rempli de sérum liquide et stérile 300 à 400 tubes à essais, on procéde à la coagulation de ce sérum. L'appareil usité à cet effet reçoit une cinquantaine de tubes convenablement inclinés et on gélatinise lentement le sérum en élevant avec ménagement la température de l'eau du coagulateur de 65 à 68 et quelquefois à 70 degrés. De cette manière on peut obtenir un sérum très transparent, mais non dépourvu d'une certaine fluorescence verdâtre quand le sérum provient du cheval. Le sang des bovidés fournit un sérum coagulé beaucoup plus jaune, tout aussi bon pour les cultures que celui du cheval, mais en moindre quantité pendant le même temps et sous le même volume de sang. Du reste, les rendements des divers sangs en sérum peuvent être très variables chez la même espèce animale ; mais il faut noter que ceux qui ont dissout beaucoup d'hémoglobine, et sont très rouges après avoir traversé la bougie, donneront après coagulation un milieu solide grisâtre, d'aspect désagréable ; ces diverses couleurs, fluorescences ou manière d'être des sérums coagulés, ne peuvent faire juger *de visu* de leur degré de nutritivité à l'égard du bacille de Lœffler.

Règle générale, le sérum qui a été préparé comme nous venons de le dire, qui est resté vierge de toute altération due au développement des microorganismes, de toute fermentation, ce qui n'est pas toujours le cas de quelques sérums industriels dont la réaction *d'alcaline* est devenue neutre ou *acide*, ce sérum convient presque toujours au développement rapide du bacille diphtérique. Ce bacille peut s'y développer au bout de 8 à 16 heures et donner à la température de 36 degrés des colonies, très apparentes, suffisamment volumineuses pour en faire des préparations microscopiques.

Mais les essais des sérums au moyen des cultures pures de bacille de Lœffler doivent être conduits avec quelques soins. Pour obtenir des résultats comparables, ces essais doivent toujours être pratiqués avec une culture de bacilles diphtériques dans le bouillon de peptone ; en outre, cette culture doit être très récente, vieille au plus de 36 à 48 heures ; si on utilise pour les ensemencements des cultures âgées de 4, 5 jours ou d'une semaine, il peut arriver qu'au bout de 24 heures un sérum excellent et parfaitement approprié au diagnostic bactériologique de la dipthérie n'offre pas de colonies visibles de bacille de Lœffler. Si on emploie pour ces essais des cultures du bacille sur sérum de sang, les résultats deviennent encore plus incertains. Ces variations sur la rapidité de croissance de l'agent figuré de la diphtérie sont vraisemblablement dues aux produits sécrétés par le microorganisme lui-même dans les milieux où on le cultive, ces produits peuvent être acides, et alors le bacille est touché dans son activité vitale.

Nous avons cherché à substituer au sérum de sang, dont la composition n'est pas constante, d'autres milieux gélosés, glycérinés, etc., mais sans succès. Comme l'a dit, judicieusement, le Dr E. Roux, le sérum de sang est encore le seul milieu nutritif qui doive être conseillé pour le diagnostic de la diphtérie.

De l'ensemencement des sécrétions pathogènes

Pour se prononcer avec le degré de certitude possible sur la présence de la diphtérie chez un malade, l'expérimentateur doit avoir en sa possession une fausse membrane. Ordinairement cet exsudat pseudo-membraneux fait défaut, et le Laboratoire ne reçoit que rarement de fausses membranes typiques, car on ne peut, sans une convention spéciale, donner ce nom à quelques mucosités sans consistance, à des débris d'enduits pultacés, se désagrégeant avec la plus grande facilité, que les médecins placent souvent avec la spatule dans le tube vide stérilisé à haute température. Ces fragments sont néanmoins toujours utilisés, on les ensemence sur sérum et l'on en fait deux préparations microscopiques qu'on examine directement après les avoir colorées par la méthode de Gram. Le plus ordinairement le médecin ensemence les tubes de sérum au lit du malade et touche avec le tampon pharyngien les parties qui lui paraissent suspectes ou recouvertes d'un enduit blanchâtre. Parfois les tampons humides de coton hydrophile sont seuls utilisés, méthode expéditive, peut-être la seule applicable quand on a affaire à des enfants indociles, mais qui n'est pas à recommander.

En tout cas, quand l'exsudat pseudo-membraneux fait défaut, forcément on doit attendre le résultat des cultures. Si le sérum utilisé est celui que fournit gratuitement la Ville de Paris, et si les ensemencements ont été faits d'une manière satisfaisante, les résultats qu'on obtient se trouvent conformes à la réalité des choses ; mais bien souvent il est loin d'en être ainsi : parfois il nous arrive par la poste ou par des commissionnaires quelques tubes d'un sérum opaque, dur comme du blanc d'œuf longtemps cuit, souvent plein dans sa masse de colonies, à moitié liquéfié, recouvert de moisissures, non préservé de la chute des impuretés atmosphériques, etc. Souvent aussi ce sérum est en bouillie, dans un tube cassé ; dans ces conditions, quel est le bactériologiste qui voudrait prendre la responsabilité d'un diagnostic exécuté avec de semblables matériaux ? Si cela est possible, le Laboratoire donne au porteur une de ses trousses pour recommencer les ensemencements ; dans le cas contraire, après un essai resté négatif pour découvrir le bacille de la diphtérie, il informe le médecin que l'examen réclamé a été matériellement impossible à pratiquer.

Du reste, les sérums dont on ne connaît pas le mode de fabrication et surtout le degré de nutritivité à l'égard du bacille de Lœffler peuvent, alors même qu'ils présentent un aspect normal, être très mauvais pour le développement de ce bacille ; nous avons eu l'occasion de le constater fréquemment.

En voici un exemple :

Dans une trousse parvenue au Laboratoire, n'importe son origine industrielle, se trouvent une fausse membrane et deux tubes de sérum non ensemencés et scellés.

Avec cette fausse membrane qui, à l'examen direct, ne

montre pas de bacilles diphtériques suffisamment nets pour
asseoir un diagnostic certain, on pratique quatre ensemencements, deux sur des tubes de sérum préparés au Laboratoire et deux sur les tubes de sérum étrangers qui accompagnaient l'exsudat pathogène.

Au bout de 16 heures, le sérum obtenu dans le Service
donna de magnifiques colonies presque entièrement cons-
tituées par le bacille de Lœffler ; ce n'est que vers la tren-
tième heure que le sérum de la trousse lancée dans le
commerce offrit quelques colonies à peine visibles.

Avec les colonies recueillies sur ces deux sérums, il est
fait sur la *même* lamelle mince plusieurs îlots de préparations microscopiques qu'on colore par la méthode de
Gram, par conséquent en *même temps* et de la *même manière*.

Les colonies du sérum de la trousse commerciale
donnent des bacilles de Lœffler prenant à peine le Gram ;
ces bacilles sont en outre filiformes, maigres et irréguliers ;
les colonies du sérum du Laboratoire fournissent, au contraire, des bacilles diphtériques superbes et très bien colo-
rés.

Malgré les difficultés, parfois insurmontables, que présentent les diagnostics faits d'après des ensemencements
pratiqués sur des sérums en mauvais état, déjà altérés ou
incapables de donner des cultures prospères du bacille de
Lœffler, quelques praticiens ont pensé qu'il n'était pas
excessif de réclamer et d'attendre des bactériologistes
des réponses catégoriques dans le délai de 24 heures.
Il importe que plusieurs de nos confrères soient complètement désabusés sur ce point ; comme nous l'avons dit plus
haut, le sérum employé à cultiver les microbes des sécrétions pathogènes des malades soupçonnés diphtériques
doit être pour ainsi dire titré par l'expérimentateur, qui
doit, au moyen de cultures pures et fraîches du véritable
bacille de Lœffler, déterminer au bout de combien de
temps les colonies de ce bacille peuvent s'y montrer apparentes. Ordinairement c'est après 8 à 10 heures d'incubation à 36 degrés que ce phénomène se produit ; d'autrefois de la 15e à la 18e heure ; dans d'autres cas, très rares
d'ailleurs, nous faisons allusion à certains sérums foncés,

noirâtres ou visqueux avant la gélatinisation, les colonies du bacille ne sont pas encore visibles après une attente de 24 heures.

Le Laboratoire n'hésite pas, dans l'intérêt des malades, à supprimer tous les tubes fabriqués avec ces mauvais terrains de culture, ce qui ne constitue pas une grande perte d'argent, mais représente une perte de temps assez considérable, quand le nombre des tubes sacrifiés atteint 300 à 400.

Dès le mois de novembre 1895, et après de nombreuses observations exécutées parallèlement avec des sérums de diverses origines, l'avis suivant fut affiché dans la pièce du Laboratoire réservée au public :

AVIS

MM. les médecins sont informés que le Laboratoire de bactériologie de la Préfecture de la Seine ne prend pas la responsabilité des diagnostics diphtériques quand ce Laboratoire n'a pour se prononcer que des ensemencements pratiqués sur des sérums dont la nutritivité à l'égard du bacille de Lœffler lui est inconnue.

Paris, le 1er novembre 1895.

Le chef de service,
Signé : Dr MIQUEL.

S'il s'était produit un ralentissement dans la venue de ces trousses munies de sérums tout à fait impropres au diagnostic rapide de la diphtérie, nous aurions mis moins de sévérité à signaler leurs défauts, mais elles continuent à nous arriver nombreuses, et par ignorance le public va acheter fort cher de mauvais milieux de culture, quand il peut s'en procurer gratuitement d'excellents à notre Laboratoire.

Depuis le 1er juillet 1895 jusqu'à la fin de septembre 1896, il a été reçu à l'annexe-Est de l'Hôtel de Ville 447 trousses étrangères. Le Laboratoire de bactériologie en a délivré 2,812 ; c'est dire que les premières arrivent dans la proportion de 13,7 p. 100 des nécessaires utilisés ; la quantité p. 100 des diagnostics positifs obtenus avec les trousses commerciales s'est élevé à 35,6 et a été, au contraire, de 42,6 avec les sérums délivrés aux médecins par le Laboratoire.

Ces chiffres cessent d'être insignifiants, et nous avons considéré comme un devoir de les publier ; il existe tant de causes pouvant fausser un diagnostic diphtérique, qu'on doit au moins s'efforcer à bannir la première et la plus importante : la mauvaise qualité du milieu de culture destiné aux ensemencements.

Des fausses membranes et de leur examen

L'envoi au Laboratoire d'un exsudat pseudo-membraneux assure presque toujours, avons-nous dit, un diagnostic rapide et précis, à la condition que la fausse membrane soit récente, suffisamment aseptiquement recueillie et non immergée dans un liquide antiseptique ; si cette fausse membrane, ce qui arrive parfois, est noyée dans un flacon contenant de l'eau phéniquée, de la glycérine, de l'alcool, du vinaigre, etc., l'observateur ne peut se livrer qu'à un simple examen microscopique, ce qui, dans la majorité des cas, est insuffisant pour permettre de porter un diagnostic certain.

Quelques médecins font voyager les fausses membranes, surtout quand elles sont très petites, dans un petit tube contenant de l'eau bouillie ; ce procédé n'est pas à critiquer, le bacille de Lœffler pouvant vivre une vingtaine de jours dans l'eau sans mourir. Cependant, si l'espace de temps qui s'écoule entre l'envoi et la réception du produit morbide excède 3 à 4 jours, les microorganismes qui accompagnent toujours le bacille de la diphtérie, et qui déterminent la putréfaction de l'exsudat peuvent également anéantir la vitalité du bacille pathogène.

D'ailleurs, les fausses membranes elles-mêmes abandonnées dans un récipient humide ne tardent pas à se couvrir de moisissures, à se fondre en un putrilage duquel il devient impossible de retirer le bacille de Lœffler par la voie des cultures. D'après le Dr E. Roux, les fausses membranes séchées lentement peuvent, au contraire, conserver vivant pendant longtemps le même bacille ; ce fait est dû à ce qu'on soustrait l'exsudat pseudo-membraneux aux phénomènes de la putréfaction très nuisibles à l'agent figuré de la diphtérie.

Donc, les petites fausses membranes peuvent voyager dans un peu d'eau stérile, mais il faut éviter, comme on l'a répété maintes fois, de les plonger dans l'alcool ou dans la glycérine. Dans un cas, seulement, nous avons pu constater que le bacille de Lœffler avait résisté environ pendant 24 heures à l'action de l'alcool faible (cognac), où des débris de fausses membranes avaient été noyés; mais le développement du bacille fut considérablement retardé.

Nous ne pensons pas qu'on doive, comme cela a été conseillé, envoyer les exsudats ou les autres sécrétions solides dans du taffetas gommé ou ciré, des feuilles de gutta, papier ordinaire, etc.; en l'absence d'une trousse contenant un tube spécial destiné à les contenir, on devra avoir recours au premier récipient de verre qui tombe sous la main : flacon, tube, rincés à l'eau chaude, ordinairement plus faciles à trouver que les toiles et feuilles imperméabilisées ; ces vases, il faut les laver de façon à ce qu'ils soient purgés de substances antiseptiques, car il arrive quelquefois que les fausses membranes sont mises dans des flacons ayant contenu des liniments, de la poudre d'iodoforme, des essences, des extraits d'odeur, choses qui peuvent, sinon détruire le bacille de Lœffler, nuire beaucoup à la rapidité de ses cultures.

On devra également veiller à ce que les fausses membranes ne soient pas placées dans des verres, vases, tasses, bols, ouverts ou à peine recouverts de papier ; il est évident, dans ce cas, que les porteurs sont exposés à la contagion et peuvent contagionner ceux qui voyagent avec eux dans les voitures publiques. Pour les mêmes raisons, on doit proscrire pour les envois des fausses membranes les linges, mouchoirs, à moins que ces derniers ne soient enfermés dans des bocaux de verre exactement bouchés. Une des plus belles cultures du bacille de Lœffler sur exsudat pseudo-membraneux nous a été apportée un soir dans un mouchoir souillé, dans toutes ses parties, par les vomissements d'une femme atteinte de diphtérie ; son mari avait simplement mis ce mouchoir dans sa poche et avait traversé tout Paris pour le remettre au Laboratoire. Nous ferons la même remarque pour les crachats tuberculeux ou autres produits pathogènes si souvent apportés dans des soucoupes, des pots à pommades, des bols grandement ouverts, entourés d'une feuille de papier, qui ne préserve pas toujours le porteur d'une contamination, quand le vase se renverse. Le Service de bactériologie tient à cet effet à la disposition du public des flacons stérilisés pouvant être soigneusement et hermétiquement bouchés ; il suffit de venir les y chercher.

Maintenant voici pourquoi il est prudent de rejeter, pour envelopper les fausses membranes, les tissus caoutchoutés, gommés, cirés, le papier, etc. D'abord ces enveloppes ne sont pas stérilisables, et contiennent souvent des germes de microorganismes qui peuvent lutter de rapidité de développement avec le bacille de la diphtérie ; ensuite, comme la fausse membrane consiste, généralement, en un débris qui, en séchant, devient jaunâtre et translucide, il est très difficile de le trouver sur de semblables enveloppes. Au contraire, sur le verre, il reste toujours visible, et on peut se livrer sur ce fragment de sécrétion, si petit soit-il, aux diverses manipulations qui ont pour but de mettre le bacille de Lœffler en évidence. Une pratique encore plus mauvaise consiste à entourer la fausse membrane de coton : non seulement l'observateur peut ne pas toujours la découvrir, et, s'il la trouve, c'est avec la plus grande difficulté qu'il peut l'utiliser.

Quand la fausse membrane est volumineuse, les observateurs n'ont qu'à suivre les instructions très simples de MM. les Drs Roux et Martin pour y découvrir le bacille diphtérique. Si, au contraire, elle est très petite, la technique qu'on doit employer diffère suivant que les parcelles d'exsudat parvenues au Laboratoire sont sèches ou humides.

Si l'exsudat est sec, d'aspect cornifié ou chitineux, ce cas est le plus fréquent, on dépose sur lui, au moyen d'une boucle de fil de platine, rougie au préalable, une ou plusieurs gouttes d'eau stérilisée (1). La pseudo-membrane

____

(1) Le moyen le plus sûr d'avoir à sa disposition de l'eau stérilisée consiste à placer dans de petits flacons de Freudenreich quelques centimètres cubes d'eau et de stériliser ces flacons à l'autoclave. A chaque essai on en prend un nouveau, ce qui écarte toute cause d'erreur.

gonfle rapidement en quelques minutes, et alors on l'utilise comme les fragments des fausses membranes fraîches :

Tout d'abord avec une petite spatule de platine flambée on ensemence sur sérum de sang gélatinisé une trace de l'exsudat, comme s'il s'agissait d'un prélèvement fait dans la gorge d'un malade, ensuite, au moyen d'une pince flambée, on fait 2 à 3 préparations microscopiques destinées à l'examen direct. Dans la moitié des cas, quand ces deux opérations sont faites, il ne reste rien ou bien peu de chose de la sécrétion solide envoyée au Laboratoire, ce qui tient à ce que les fausses membranes vraiment dignes de porter ce nom sont difficiles à détacher des parties qu'elles recouvrent sur la muqueuse du pharynx, du voile du palais, des amygdales, de l'œil, etc. Très souvent, d'ailleurs, ces fausses membranes sont elles-mêmes très petites. Aussi, dans ce qui va suivre, il importe qu'on sache que nous désignons aussi bien par fausses membranes un exsudat solide de plusieurs grammes qu'un exudat presque microscopique de quelques milligrammes ; maintenant on comprend que, si une parcelle minuscule de sécrétion est placée dans du coton, du papier, etc., l'observateur a toutes les peines du monde à la retrouver, à la manipuler, et surtout à en retirer de bonnes cultures dans des conditions d'aseptie satisfaisantes. Aussi arrive-t-il, malheureusement trop souvent, que les bactéries qui se développent sur sérum disputent victorieusement le milieu nutritif au bacille de Lœffler et que plusieurs sortes de bacilles subtils, spécialement quelques-uns dont les germes se trouvent dans le coton, envahissent la surface du milieu nutritif bien avant que le bacille diphtérique ait pu y donner des colonies nettement perceptibles ; par surcroît d'ennui, beaucoup de ces bacilles prennent le Gram bien plus intensément que le bacille qu'il importe de découvrir.

Des tampons et de leur utilisation

L'exploration de la gorge avec des tampons de coton ordinaire, non stérilisé, que nous recevons parfois montés sur une tige de bois, n'est pas à conseiller. Dans le cas où il n'existe pas de fausses membranes ou, s'il en existe, qu'il soit impossible de s'en procurer un lambeau, il est bien préférable, suivant nous, en l'absence de tout nécessaire, de saisir avec une pince un petit carré de toile de 10 à 20 millimètres de côté, qu'on plonge, au préalable, dans un vase d'eau bouillante et qu'on promène ainsi sur les parties suspectes. Ces petits carrés de toile sont ensuite jetés dans un flacon ou dans un tube qu'on a stérilisé avec l'eau chaude qui vient de servir à purger la toile et l'extrémité de la pince de la majeure partie de ses microbes. Un de nos confrères de la province nous a envoyé pendant longtemps de semblables carrés de toile imbibés de mucosités pharyngiennes de ses malades, et le bacille de Lœffler a presque toujours été découvert dans ses envois. Ce moyen très simple, nous le signalons comme pouvant donner d'excellents résultats aux médecins qui seraient pris au dépourvu et qui ne pourraient, sans un trop grand retard, se procurer un nécessaire pour le diagnostic de la diphtérie.

Les tampons stérilisés qui entrent dans la composition des nécessaires de la Ville de Paris y sont placés à plusieurs fins : d'abord pour aider le praticien au détachement des fausses membranes et, si l'insuccès est le résultat de ses efforts, pour mettre ensuite à la disposition des observateurs une certaine quantité de mucus ou de sécrétions solides qu'on peut parfaitement utiliser pour le diagnostic.

Ces tampons, nous le répétons, sont en coton hydrophile, humides, montés sur une hampe de fil de cuivre argenté et *toujours neufs* ; il ne faudrait pas conclure de leur humidité, comme un médecin l'avait cru, qu'ils avaient déjà peut-être servi, alors que c'est volontairement qu'ils sont plongés dans l'eau distillée avant leur stérilisation à 110 degrés. Qu'il soit donc entendu une fois pour toutes que les tampons revenus au Laboratoire sont détruits, leurs hampes stérilisées une première fois à l'autoclave à 110 degrés, puis, quand ces hampes sont de nouveau garnies d'un tampon, on les place dans leurs gaines en verre et on le purge une seconde fois de tout microorganisme à l'autoclave à vapeur sous pression.

Il est rare qu'avec les mucosités et autres sécrétions restées adhérentes à un tampon on puisse obtenir une préparation permettant de poser immédiatement le diagnostic de la diphtérie, mais les exsudats restés adhérents au coton peuvent permettre quelques ensemencements complémentaires qui ont évidemment leur utilité, quand les enfants volontaires et indociles n'ont pas permis au médecin de pratiquer avec toute la liberté désirable l'ensemencement des tubes de sérum avec la spatule.

Plusieurs docteurs croient devoir n'employer que les tampons de nos nécessaires ; nous choisissons cette occasion pour les engager à renoncer à cette pratique. Rien ne vaut pour le diagnostic de la diphtérie, par la voie des cultures, l'ensemencement à la spatule effectué au lit du malade, car les bacilles pathogènes sont portés, pour ainsi dire, sans transition, de leur culture spontanée sur la muqueuse humaine sur le sérum qui se montre si apte à leur multiplication ; en les plaçant sur un tampon avant de les semer sur sérum, ils perdent quelque peu de leur vitalité, ce qui se traduit par un retard plus ou moins long dans leur développement ; donc les tampons seuls ne doivent être employés que lorsqu'il est impossible de faire autrement.

Après l'ensemencement direct à la spatule des mucosités adhérentes au tampon effectué au Laboratoire, on termine toujours par les traiter de la façon suivante :

Dans la gaine du tampon, si ce dernier fait partie de notre trousse, ou dans un tube de verre stérilisé à haute température, si la bourre de coton, le morceau de linge, etc., ont été envoyés directement au Laboratoire, on verse 5 à 6 centimètres cubes d'eau stérilisée, dans laquelle on lave les tampons emmanchés ou les autres objets tenus au moyen d'une pince flambée. Cette eau de lavage est ensuite versée sur une plaque de sérum de sang gélatinisé ; on l'y laisse quelques minutes à son contact, de façon à ce que les particules en suspension dans l'eau se précipitent à la surface du milieu de culture, alors par un mouvement lent d'inclinaison, on enlève le liquide qu'on verse dans une solution microbicide de sublimé corrosif chargé d'acide chlorhydrique ; la plaque de sérum laissée inclinée est portée à l'étuve et surveillée comme les tubes ensemencés à la spatule.

Les colonies nées sur ces sortes de plaques sont, en général, plus nombreuses et beaucoup mieux séparées que sur les tubes ensemencés avec la spatule. Dans les cas de diphtérie, les colonies du bacille de Lœffler y croissent abondamment; dans le cas contraire, on peut mieux qu'avec les tubes ordinaires étudier les microorganismes, staphylocoques, diplocoques, tétracoques, etc., qui se trouvent si fréquemment dans les angines diphtériques, non diphtériques, et même dans la cavité buccale de personnes parfaitement bien portantes.

Le seul défaut du tampon, surtout quand il est sec, est, nous le répétons. d'enlever, après un temps trop prolongé, la vitalité du bacille; un de ses avantages, et non des moindres, est de réclamer des opérations qui diluent les antiseptiques avec lesquels on a badigeonné la gorge des malades. Nous pourrions citer de nombreux cas où les ensemencements immédiats à la spatule n'ont *rien* donné et où, au contraire, le tampon a fourni des colonies diphtériques et autres. C'est donc une ressource précieuse pour le Laboratoire de posséder, à côté des tubes ensemencés au lit du malade, quelquefois dans de mauvaises conditions, auxquelles les médecins ne peuvent pas remédier, un tampon ayant touché les fausses membranes ou balayé les parties suspectes du pharynx.

Pour l'examen des mucosités nasales, ce procédé est excellent et doit toujours accompagner les ensemencements directs du sérum à la manière ordinaire. En opérant comparativement chez les convalescents avec les mucosités nasales délayées dans de l'eau stérile et les ensemencements directs, nous avons pu ainsi déceler le bacille de Lœffler au bout de 4 et 6 mois après l'évolution aiguë de l'angine diphtérique guérie par les injections si bienfaisantes du Dr E. Roux.

Du diagnostic diphtérique sur l'examen direct
des sécrétions pathogènes ou autres

Le Laboratoire peut recevoir pour être soumis à l'examen direct du microscope : des fausses membranes typiques, des débris de fausses membranes dont le volume n'atteint pas toujours la grosseur d'un grain de blé, des matières pultacées, des substances vomies, des crachats, de la salive, des pus d'abcès amygdaliens ou pharyngiens, des mucus et sécrétions d'origine très diverses dans lesquels les médecins ont intérêt de savoir si le bacille diphtérique se trouve présent.

L'examen direct des fausses membranes ou autres substances plus ou moins solides se pratique, nous l'avons dit plus haut, par les procédés décrits par les Drs E. Roux et Martin. Ces procédés nous les appliquons en leur donnant toute la rigueur qu'ils peuvent comporter.

La fausse membrane, placée dans une nacelle de platine flambée, on la divise avec un scalpel, propre et stérilisé, en petits fragments qu'on saisit au moyen d'une pince et qu'on promène à la surface d'une lamelle mince, comme si on voulait, par frottement, user la membrane contre le verre ; cette opération est répétée avec des débris prélevés à la partie supérieure, à la face inférieure et au centre de l'exsudat solide ; quand on n'a qu'un fragment très petit de pseudo-membrane, on l'utilise en frottant la lamelle mince et en le retournant plusieurs fois sur lui-même.

Les lamelles, ainsi chargées de l'exsudat visqueux et de la substance cédée par les sécrétions fibrineuses ou pultacées qui accompagnent les angines, se ternissent fortement après la dessiccation qu'on laisse s'effectuer à la température ordinaire ou à l'action d'une chaleur ne dépassant pas 40 degrés. On fixe rapidement l'enduit déposé sur le verre en exposant la lamelle au rayonnement d'un bain-marie à vapeur d'eau à 100 degrés, ou en la passant à travers la flamme faible d'un bec de gaz ; on colore finalement l'enduit par la méthode de Gram.

Ordinairement, après la décoloration par l'alcool absolu,

il reste peu de chose de visible à l'œil nu sur les préparations ainsi faites ; on aurait tort, d'ailleurs, de les trop charger, l'examen microscopique deviendrait trop laborieux, en raison des parties restées épaisses et intensément colorées.

Avec les mucosités liquides ou gluantes, la salive ou les crachats, etc., on confectionne des préparations ayant beaucoup d'analogie avec celles qui ont pour but de découvrir le bacille de la tuberculose et qui n'en diffèrent que par le procédé de coloration.

L'examen direct des produits diphtériques est très délicat, car nous estimons que pour se prononcer sur la présence du bacille de Lœffler dans les préparations, il faut acquérir la certitude, à peu près absolue, que les organismes qu'on a sous les yeux sont bien ceux qui engendrent la diphtérie et que, ultérieurement, les cultures viendront pleinement confirmer ce diagnostic ; de prime abord, cette certitude paraît fort simple à acquérir ; au fond, cela est très difficile. Sans doute il est quelques cas, malheureusement trop peu nombreux pour l'observateur, où le bacille de Lœffler s'impose même à un examen très superficiel, mais il en existe bien davantage où le doute est permis, c'est lorsque ces bacilles sont rares ; accompagnés d'espèces de même genre qui, elles aussi, sont en V, en bâtonnets formant des angles plus ou moins aigus, sont rangés en bataille, etc., le tout perdu au sein de coccus, de streptocoques, de sarcines, de végétations oïdiennes, de leptothrix, de bacilles subtils de toutes dimensions prenant le Gram avec plus d'énergie encore que le *Bacillus diphteriæ*. Deux sentiments opposés assiègent alors l'esprit de l'observateur, le premier le pousse à se prononcer pour la diphtérie et à prévenir sans délai le médecin de la gravité probable du cas, le second à attendre pour cela que les cultures aient confirmé pleinement cette probabilité.

Ces hésitations, qui se renouvellent si fréquemment, suffiraient, elles seules, à justifier les inoculations préventives ou d'attente de sérum antitoxique, quand le médecin juge l'état du malade trop sérieux pour temporiser pendant 20 ou 24 heures.

D'autrefois, l'examen le plus attentif de la préparation

ne laisse apercevoir aucun microbe offrant les caractères morphologiques du bacille de Lœffler, on voit çà et là quelques *Cocci*, des granulations diverses, des productions évidemment de nature bactérienne, mais informes, associées en globules inégaux, irréguliers, bref l'absence du bacille de la diphtérie est tout à fait probable ; le lendemain, les tubes de sérum ont fourni des cultures pures de bacille de Lœffler. Ces constatations contribuent à rendre l'observateur circonspect et à lui enlever, au bout de quelques mois de pratique quotidienne, l'assurance des premiers jours. Du reste, il serait regrettable de vouloir se prononcer d'une façon catégorique sur des examens microscopiques dont l'utilité est bien reconnue, mais dont les résultats sont très souvent incertains ; la faute n'en est pas à l'observateur, mais au procédé, qui est très expéditif, mais passible, dans bien des cas, d'une confirmation par les cultures.

Sur 636 fausses membranes ou débris de fausses membranes parvenues au Laboratoire jusqu'à la fin de septembre 1896, 358 ont donné après ensemencement sur sérum le bacille de Lœffler. Sur ces 358 résultats positifs, il n'a été jugé possible d'expédier le diagnostic : *diphtérie*, après examen direct, que 102 fois. Ce chiffre est réellement faible ; peut-être qu'en perfectionnant les méthodes de coloration, en créant pour le bacille diphtérique un procédé de teinture analogue à celui qui donne de si bons résultats pour la recherche du bacille de la tuberculose, arrivera-t-on à l'augmenter d'une façon notable.

Avant d'aborder la recherche du bacille de Lœffler dans les fausses membranes ou dans les cultures résultant de l'ensemencement des sécrétions des malades, le premier soin de l'observateur doit être de se familiariser avec cette espèce qui, comme la plupart des bactéries, peut revêtir des formes diverses tout en restant identique à elle-même, c'est-à-dire, tout en restant pathogène.

Ce polymorphisme est très aisé à mettre en évidence, il suffit pour cela : de cultiver à l'état de pureté le bacille de la diphtérie dans différents milieux solides ou liquides, acides, neutres ou alcalins, glycérinés ou sucrés ; d'étudier sa croissance en séries de cultures sur tels ou tels milieux, gélose, sérum de sang, bouillons plus ou moins antiseptisés ; d'observer ses variations morphologiques dans les cultures jeunes et vieilles.

En poursuivant ces observations on arrivera à se convaincre que les descriptions et les images du bacille de la diphtérie, données dans la plupart des traités de bactériologie sont, en apparence, inexactes et parfois contradictoires. Cela s'explique aisément, puisque la plupart des auteurs se sont généralement contentés de donner l'image du bacille qu'ils avaient sous les yeux, ou celle de la forme qu'ils considéraient comme typique, ce qui est insuffisant pour faire l'éducation de l'observateur qui veut aborder le diagnostic bactériologique de la diphtérie.

En général, le bacille de Lœffler se montre sous l'aspect de bâtonnets longs ou courts, rectilignes ou légèrement incurvés, groupés en articles disposés en V ou W, en petits amas d'articles parallèles.

Leur extrémité est tantôt renflée, tantôt effilée, il en est qui ont la forme de poires ou de massues, d'autres sont granulés, microccoformes, etc. Ordinairement ces bacilles se colorent bien par la méthode de Gram, parfois cependant ils se colorent mal ou irrégulièrement ; vouloir donc, en peu de mots, donner les descriptions des formes diverses que peut adopter le bacille diphtérique, c'est assurément aborder un travail ardu et inutile. L'éducation de l'œil et un apprentissage de quelques mois seront infiniment plus profitables que toutes les descriptions à celui qui est appelé à diagnostiquer promptement ce bacille en dehors des inoculations aux animaux vivants.

Dans les cas difficiles, on tire quelques renseignements utiles du groupement général des articles, de leur aspect buissonneux, mais il faut alors que le bacille se présente en amas, en petits paquets de bâtonnets, ce qui est assez rarement le cas du bacille contenu dans les fausses membranes, chargées d'une quantité innombrable d'autres microorganismes.

Examen des cultures provenant de l'ensemencement des sécrétions morbides

Quand les tubes de sérum sont ensemencés avec soin et de la façon indiquée dans les instructions qui accompagnent les nécessaires, l'examen microscopique des colonies nées sur le sérum gélatinisé est des plus simple. Malheureusement, il n'en est pas toujours ainsi, quelquefois le sérum a été profondément labouré, ou la spatule enfoncée, seulement, en un point dans le substratum ; d'autres fois, la surface de ce dernier est littéralement recouverte de mucosités, de détritus pultacés, etc. Dans de semblables conditions, au lieu de colonies bien isolées, superficielles, aisément accessibles qui peuvent, par leur aspect, faire présumer leur origine diphtérique, on se trouve en présence de cultures profondes, difficiles à atteindre sans taillader le sérum ou, ce qui est tout aussi fâcheux, de cultures en nappes crémeuses, où les microorganismes se développent à la fois, souvent au détriment du bacille de la diphtérie qui supporte assez mal la concurrence vitale dans les cas où il est rare et accompagné de quelques espèces vulgaires capables d'envahir la totalité du sérum bien avant qu'il ait pu prendre un développement notable.

C'est donc de ces tubes, bien ou mal ensemencés, qu'il faut retirer les préparations qui permettent de porter le diagnostic de l'angine douteuse ; le laboratoire n'a même souvent, pour se prononcer, qu'un seul tube à sa disposition.

Si le sérum est chargé de colonies, bien séparées, on les récolte au moyen d'un fil de platine flambé au rouge, refroidi et un peu aplati à son extrémité, puis on en fait, séparément sur la même lamelle quatre, cinq et même six préparations qu'on examine successivement.

Quand les colonies sont très nombreuses, on multiplie le nombre des préparations sur lamelle, en mélangeant les colonies deux à deux, trois à trois au plus, mais de manière à n'en omettre aucune ; de cette façon, le bacille de Lœffler, s'il est présent, peut difficilement échapper à l'observateur.

Il importe, on ne saurait trop y insister, que cet examen soit pratiqué avec beaucoup de soin et de minutie, car, sur vingt ou trente colonies poussées sur le même tube, il peut arriver qu'une seule soit constituée par le bacille diphtérique et, si l'on néglige de l'examiner, le diagnostic bactériologique devient inexact.

On a dit que l'aspect macroscopique des colonies du bacille de Lœffler a quelque chose de caractéristique ; sans doute, avec de l'habitude on arrive non pas à diagnostiquer sûrement ces colonies, mais à les reconnaître assez facilement. Ces colonies, quand elles sont pures, sont opaques, bombées, aisément dissociables, contrairement aux grumeaux du bacille de Lœffler né dans le bouillon, mais souvent elles sont mélangées à des staphylocoques, des tétracoques ou à d'autres bactéries qui leur font perdre cet aspect qui les distingue de la majorité des microbes vivant dans la cavité buccale. Il ne faut donc attacher qu'une médiocre importance aux renseignements que l'œil seul peut donner.

S'il s'agit d'examiner des traînées denses de végétations microphytiennes nées sur les trajets de la spatule fortement chargées de mucosités, la difficulté est beaucoup plus grande. On doit, dans ce cas, prélever méthodiquement aux divers points de ces traînées des parcelles de cultures après avoir chaque fois porté au rouge le fil de platine et multiplier beaucoup les îlots de préparation sur lamelle qu'on soumet, un à un, à l'examen microscopique après coloration au Gram ; dans quelques îlots, il n'est pas rare de découvrir le bacille de la diphtérie, tandis qu'on le cherche en vain dans la plupart d'entre eux.

Il arrive encore, trop souvent, qu'après 24 heures d'attente à l'étuve rien ne paraît avoir poussé sur les tubes de sérum. L'observateur doit néanmoins faire plusieurs préparations avec le peu de substance que l'on obtient en raclant, avec la spatule, la surface du sérum ; parfois on peut découvrir dans l'enduit enlevé, coloré au Gram, des bacilles de la diphtérie, mélangés à d'autres bactéries. Il arrive assez fréquemment qu'on transporte ainsi, sous le microscope, les produits eux-mêmes, restes inféconds déposés sur le substratum au moment de l'ensemencement des sécrétions ; ils sont en général accompagnés de cellules épithéliales à noyaux très apparents, de globules sanguins et de pus, on peut y retrouver le bacille de Lœffler inerte dont le développement a été suspendu, soit par un défaut de nutritivité du sérum, soit par l'action de tels ou tels antiseptiques.

Ces tubes, où aucune végétation microbienne ne peut prendre naissance au bout de 24 heures, le Laboratoire les conserve encore 48 et 72 heures pour s'assurer si le bacille de la diphtérie peut y croître au bout de cet espace de temps, et le médecin, qui avait reçu, au bout de 24 heures, l'avis que rien n'avait poussé sur le sérum, est toujours informé du résultat positif, mais très tardif, de son ensemencement, si le bacille se developpe.

On voit, par ces faits, que nous constatons journellement plusieurs fois, avec quelle réserve on doit se prononcer sur l'absence du bacille de Lœffler quand le sérum envoyé au Laboratoire ne présente pas la plus petite colonie au bout de 24 heures d'incubation à 36 degrés.

Arrivons à une cause d'erreur évitable des plus graves et malheureusement des plus fréquentes, qui vient pour ainsi dire contrecarrer le diagnostic de la diphtérie et le rendre absolument impossible, alors même que le malade est atteint d'une angine diphtérique qui peut l'emporter à bref délai.

Il survient, bien plus souvent qu'on ne croit, que le sérum de nos trousses, capables d'accuser le bacille de la diphtérie en 10 ou 12 heures, reste indéfiniment stérile, bien qu'il ait été manifestement ensemencé par le médecin ; cela arrive environ 5 fois sur 100. Dans les cas où nous avons pu obtenir quelques renseignements, nous avons appris que le malade avait eu la gorge badigeonnée avec des collutoires phéniqués, salicylés, perchlorurés, etc., la contre expérience a consisté à réclamer un nouvel ensemencement, longtemps après l'usage des antiseptiques, et les cultures ont alors, bien des fois, donné naissance au bacille de Lœffler.

Il est, d'ailleurs, aisé de saisir pourquoi un diagnostic diphtérique peut être irrévocablement compromis quand les ensemencements sont pratiqués peu de temps après des lavages ou des badigeonnages antiseptiques ; d'abord la vitalité du bacille de Lœffler peut être fortement touchée et son développement considérablement retardé par cette médication, puis, au moment du prélèvement des sécrétions, la spatule qui les récolte amène avec elles une certaine quantité d'antiseptique qui s'oppose au développement ultérieur du bacille sur le sérum du sang. Si quelquefois on constate la croissance de microbes vulgaires sur le sérum, cela tient à ce qu'ils sont moins sensibles que le bacille de la diphtérie à l'action des antiseptiques employés. Qu'on arrive par un moyen approprié à neutraliser l'antiseptique, le bacille de Lœffler apparaît et donne de nombreuses colonies.

Voici, du reste, quelques essais qui mettent nettement en évidence les dangers que nous signalons.

Ces expériences ont toutes été conduites de la même manière :

Sur une culture pure, très belle et âgée de 24 heures du bacille de Lœffler sur sérum de sang, on versait après un prélèvement employé à faire *deux témoins*, un des collutoires plus bas désignés.

On laissait son action s'exercer sur la culture pendant *une* minute.

Puis, le collutoire enlevé, on faisait baigner, pendant *cinq* minutes, la même culture dans de l'eau pure stérilisée.

Enfin, avec les cultures ainsi traitées, on pratiquait immédiatement un ensemencement sur du sérum gélatinisé stérilisé ; le lendemain, et quelquefois le surlendemain, on effectuait de semblables ensemencements avec les cultures primitivement antiseptisées laissées constamment à 36 degrés.

EXPÉRIENCE I. — Le collutoire salicylé suivant :

Glycérine	20 grammes
Alcool.......................	10 »
Acide salicylique.............	1 »

est versé sur une culture pure de bacille de Lœffler sur sérum ayant servi, au préalable, à effectuer deux ensemencements témoins.

Le lendemain, les tubes témoins ont donné de magnifiques cultures.

Un ensemencement, provenant de la culture salicylée pendant une minute et ensuite lavée pendant 5 minutes ne donne rien d'apparent au bout de 24 heures.

Rien, non plus, au bout de 48 heures, 72 heures, 5 jours et même 8 jours ; le tube est supprimé.

Avec le tube salicylé qui avait été conservé à l'étuve à 36 degrés, on fait le lendemain un ensemencement qui donne 24 heures après de nombreuses et belles colonies du bacille diphtérique.

Cette première expérience démontre que la quantité d'acide salicylique fixé sur la culture, après une minute d'action du collutoire en question, et 5 minutes d'immersion dans l'eau, n'a pu toucher tous les bacilles diphtériques de la culture ; mais que la partie des bacilles enlevées par la spatule dans le but d'ensemencer des tubes neufs de sérum étaient ou tués ou encore imprégnés d'une quantité d'acide salicylique qui a empêché leur développement ultérieur.

Expérience II. — Le jus exprimé d'un citron est additionné de la moitié de son poids d'eau stérilisée et filtré.

Ce jus, dilué pour rendre plus probante l'action néfaste des acides organiques sur le bacille qui nous occupe, est versé, comme toujours, sur une belle culture de bacilles de Lœffler avec laquelle on la laisse en contact pendant une minute.

Les témoins donnent d'abondantes végétations du bacille spécifique en 12 à 14 heures.

La culture du tube ensemencée immédiatement après l'action du jus de citron dilué et lavée comme il a été dit, ne donne aucune colonie au bout de 24 heures.

Après 48 heures d'étuve à 36 degrés, faibles colonies dans quelques parties de la surface du sérum ; les bacilles sont en broussailles grêles et granuleux, et le développement du bacille a toujours été chétif et misérable.

Avec la culture primitivement traitée à l'acide citrique, il est fait le surlendemain de nouveaux ensemencements qui ont généralement donné peu de chose de visible après 24 heures, mais toujours des colonies confluentes de bacille de Lœffler après 48 heures.

On ne doit pas attacher une trop grande importance au retard de développement, que nous venons de signaler dans les ensemencements effectués le lendemain et surlendemain avec la culture traitée au suc de citron étendu ; les cultures ordinaires sur sérum du bacille diphtérique, abandonnées 2 à 3 jours à elles-mêmes à 36 degrés, montrent souvent quelque paresse à se rajeunir promptement, mais il est incontestable que l'ensemencement, fait immédiatement après l'action courte et très mitigée de l'acide citrique, donne lieu à un retard de développement, très préjudiciable à la rapidité du diagnostic.

Or, il est bien rare qu'avant l'arrivée du médecin, les familles n'aient pas déjà recouru au jus de citron pour badigeonner la gorge de ceux de leurs membres atteints d'angine, de même qu'elles mettent du sel dans la bouche des enfants en proie aux convulsions. Ces remèdes vulgaires, on les a préconisés comme jouissant d'une certaine efficacité, et il est bien naturel qu'elles y recourent en l'absence du praticien.

Mais si, en pareil cas, les bacilles de Lœffler touchés par les sucs acides peuvent être un instant arrêtés dans leur développement dans l'intérêt du malade, le diagnostic qu'on réclame au bactériologiste peut souffrir beaucoup de ces applications médicamenteuses, il peut être retardé et même rendu négatif, ce qui, on le conçoit, présente une extrême gravité.

Sur cent diagnostics réclamés au Laboratoire, il n'est pas cinq cas d'angine, où tels ou tels collutoires n'aient été appliqués avant l'ensemencement des sécrétions morbides. Ici, un malade s'est gargarisé toute une nuit avec une solution saturée d'acide borique, un autre avec de l'eau phéniquée, des solutions d'alun, d'acide chlorhydrique étendu, de l'eau chargée de teinture d'iode, etc. Il faut, sans doute, admettre, que ces remèdes appliqués localement ne sont pas sans effet, quoique cependant ils soient loin de mettre les malades à l'abri des intoxications rapides et si redoutables de la diphtérie, comme le fait, par exemple, le sérum antitoxique; pourtant, si on désire consulter le bactériologiste pour savoir si on doit faire des inoculations de sérum de Behring ou de Roux, pourquoi compromettre le résultat de l'essai qu'on lui demande ; on le fait toujours quand on pratique l'antisepsie de la bouche avant les ensemencements qui doivent aider à porter le diagnostic encore douteux de diphtérie.

Expérience III. — Une nouvelle culture pure de bacille de Lœffler est mise en contact pendant une minute avec le collutoire suivant :

> Glycérine .... 20 grammes
> Liqueur de Van Swieten .... 20 »

Le tube témoin donne en 18 heures une magnifique culture du bacille spécifique.

Le tube traité par le sublimé à 1 : 2000, puis lavé 5 minutes, comme dans les précédentes expériences, ne donne rien de visible au bout de 24 heures ; au bout de 48 heures d'attente, les colonies diphtériques apparaissent nettement sur le sérum ; au bout de 3 jours, elles sont devenues confluentes.

La culture traitée primitivement au sublimé fait l'objet d'un ensemencement sur sérum neuf, après être restée 24 heures à l'étuve.

Le bacille de la diphtérie ne s'est jamais développé sur le sérum neuf largement ensemencé.

Le résultat de cette expérience est assez curieux. L'action du sublimé à 1 : 2000 pendant une minute paraît avoir respecté le bacille de la diphtérie, mais, même après le lavage à l'eau pure stérilisée, ce qui a pu rester de mercure à l'état de sel libre ou combiné aux substances albuminoïdes a continué son action sur la culture vivante qui a été finalement tuée.

Dans l'expérience III, il est inutile de le remarquer, la solution mercurique était portée directement sur de l'albumine, condition très défavorable pour l'action de ce corps éminemment antiseptique, puisqu'on sait qu'il s'y combine rapidement en donnant des albuminates insolubles, par conséquent peu actifs sur les microbes.

Expérience IV. — Nouvel essai identique aux précédents avec le collutoire suivant :

> Eau distillée .... 100 grammes
> Perchlorure de fer à 45° .... XL gouttes

Les deux témoins donnent naissance à un développement luxuriant de bacille de Lœffler.

Le tube ensemencé après l'action du perchlorure ne montre jamais rien. Contrairement à ce que l'on constate avec le sublimé, la culture, baignée dans le perchlorure de fer très étendu, laissée pendant 24 heures à l'étuve, n'est pas détruite et donne ultérieurement de belles cultures de bacilles diphtériques.

Expérience V. — Ici, le collutoire employé a la composition qui suit :

      Résorcine...................... 2 grammes
      Glycérine................ 10   »
      Eau 20   »

Nous serons bref ; les cultures témoins, comme les cultures résorcinées, donnent à peu près les mêmes résultats ; c'est-à-dire que le sérum se recouvre dans les deux cas de nombreuses colonies du bacille de Lœffler en moins de 15 à 16 heures.

Expérience VI. — Avec le collutoire :

      Eau....................... 100 grammes
      Acide borique 2   »

On traite pendant une minute une belle culture diphtérique qui est ensuite lavée cinq minutes avec de l'eau stérilisée.

24 heures après, les témoins donnent des colonies diphtériques grosses et diverses.

Le tube ensemencé après l'action de l'acide borique ne montre rien au bout de 24 heures.

Les colonies sont rares, mais apparentes, après le second jour ; elles sont devenues très belles après le troisième.

Il y a donc eu simplement retard dans le développement du bacille spécifique.

Expérience VII. — La culture du bacille de Lœffler reçoit, dans ce dernier essai, le collutoire faiblement phéniqué ainsi composé :

      Eau distillée................. 15,00 grammes
      Glycérine.................... 5,00   »
      Acide phénique.............. 0,10

Les témoins donnent très peu de chose au bout d'un jour ; dans la suite, les cultures qu'ils fournissent sont maigres.

Mais la culture phéniquée donne des résultats encore plus mauvais, car, après 8 jours d'attente, rien n'a encore poussé sur les tubes de sérum ensemencés avec les bacilles qui en proviennent.

Il faut attribuer le retard de développement des cultures témoins que l'on constate ici à l'âge (7 à 8 jours) de la culture mise en expérience.

Les essais précédents n'ont pas eu pour but de mesurer l'efficacité des collutoires les plus employés dans le traitement des angines diphtériques, si nous avions voulu faire ce travail, il aurait été conduit d'une tout autre manière ; par ces quelques expériences, nous avons voulu seulement faire ressortir le danger qu'il y a pour la sincérité du diagnostic de toucher à la gorge des malades, même avec des substances faiblement microbicides, avant d'avoir prélevé pour le bactériologiste la provision de sécrétions pouvant permettre à ce dernier de renseigner le médecin sur la véritable nature de l'angine. En effet, de deux choses l'une : ou l'on tient à avoir un diagnostic exact, et l'on prélève alors les sécrétions avant l'application de toute substance antiseptique sur la muqueuse du pharynx, ou l'on veut employer tout de suite des collutoires bactéricides et, dans ce cas, il faut renoncer à consulter le micrographe dont la besogne ne peut plus être menée à bonne fin, ou, ce qui est plus grave, dont les conclusions peuvent être diamétralement opposées à la vérité.

Nous savons combien serait sévèrement jugée par les familles le médecin qui ferait en ville de l'expectation et ne prescrirait pas aux malades atteints d'angines soit des vomitifs, soit des gargarismes ou des badigeonnages formés avec des substances considérées comme très actives ou comme capables d'enrayer le mal à son début ; les parents n'ont souvent pas, d'ailleurs, attendu l'arrivée de l'homme de l'art pour intervenir dans les limites de leurs connaissances en thérapeutique, mais le rôle du médecin qui veut s'éclairer sur la valeur de son diagnostic clinique nous paraît cependant ici nettement tracé : il doit user de son autorité pour faire suspendre l'antiseptie du pharynx pendant 5 à 6 heures et créer ainsi un moment propice pour le prélèvement des sécrétions morbides. Si le temps presse, il peut recourir aux inoculations d'attente de sérum antitoxique, dont il augmentera la force quand le diagnostic de la diphtérie sera confirmé.

Les cas les plus décevants, pour l'observateur qui a conscience de la lourde responsabilité qui pèse sur lui, sont, surtout, ceux où les fausses membranes employées présentent des microorganismes de forme très voisine de celle du bacille de Lœffler, mais qu'un scrupule, bien avouable, empêche d'identifier, sans de nouvelles preuves, avec le véritable bacille de la diphtérie ; ces preuves sont pour lui le développement abondant, en 12 à 15 heures, de colonies que l'examen au microscope lui démontre être diphtériques. Or 15 heures, 24 heures, 2 jours, 3 jours se passent sans que le sérum ensemencé au Laboratoire avec la fausse membrane peuplée de toute espèce de bactéries donne naissance au plus faible développement de microbes. Expérimentalement, ce résultat est un non-sens, car une fausse membrane, non antiseptisée, doit au moins montrer les microbes de la bouche, pathogènes ou non, entrevus dans l'examen direct et qui croissent, pour la plupart, au bout d'un certain temps sur le sérum gélatinisé. Dans ces cas si nettement négatifs, le bactériologiste sait à quoi s'en tenir ; du reste on le prévient souvent que l'antiseptie du pharynx a été pratiquée sans relâche et parfois, même, que c'est le pinceau, encore gorgé du collutoire bactéricide, qui a servi à détacher la fausse membrane qu'on lui a envoyée. Il reste à l'observateur une ressource dont le succès est loin d'être toujours certain, c'est de *désantiseptiser* les sécrétions morbides qui lui sont parvenues.

Un de nos assistants, M. Marcotte, est plus particulièrement chargé de cette besogne délicate. Il a étudié et étudie encore avec soin les liquides, généralement faiblement alcalinisés, qui peuvent rendre au bacille de Lœffler la vitalité que lui ont partiellement enlevée les antiseptiques, et alors on observe, dans les expériences comparatives dirigées dans ce sens, que les ensemencements effectués avec les fausses membranes, telles qu'elles parviennent au Laboratoire et restés inféconds ou peuplés de telles ou telles colonies vulgaires, donnent, après un traitement approprié, de belles colonies de bacilles diphtériques.

Il vaut mieux, dans l'intérêt des malades, ne pas compliquer les recherches de l'observateur qui, d'ailleurs, ne réussit pas toujours à rendre au microbe spécifique la vitalité compromise par un traitement inopportun pour le diagnostic bactériologique de l'affection ; il est plus sûr d'opérer les prélèvements dans des conditions conformes à celles auxquelles on a donné tant de publicité, et alors la méthode si précise du diagnostic bactériologique de la diphtérie indiquée, pratiquée et préconisée avec tant de compétence

Tableau indiquant les résultats des examens microscopiques obtenus au Laboratoire de Bactériologie de la Ville de Paris du 14 juillet 1895 au 30 septembre 1896.

SAISONS	NATURE DES ENVOIS REÇUS AU LABORATOIRE												TOTAUX GÉNÉRAUX	NOMBRE TOTAL des FAUSSES MEMBRANES REÇUES			ENVOIS SUR EXAMEN DIRECT
	A NÉCESSAIRES DE LA VILLE DE PARIS			B NÉCESSAIRES ÉTRANGERS			C TAMPONS MUCOSITÉS, ETC.			D FAUSSES-MEMBRANES SEULES							
	+	—	T	+	—	T	+	—	T	+	—	T		+	—	T	
Été 1895 ..	97	64	161	6	7	13	4	2	6	17	6	23	123	36	17	33	15
Automne..	455	246	701	69	77	146	19	14	33	46	33	79	959	105	58	163	40
Hiver 1896.	462	477	939	63	80	143	15	30	45	58	25	83	1.210	133	40	173	25
Printemps.	129	539	668	12	81	93	2	26	28	24	38	62	851	58	98	156	14
Été	55	288	343	9	43	52	2	29	31	15	19	34	460	20	63	91	8
Totaux....	1.198	1.015	2.812	159	288	447	42	101	143	160	121	281	3.683	358	278	636	102

et de conviction par le Dr E. Roux, donne, presque à coup sûr, d'excellents résultats.

Les affirmations diverses qui ont été avancées dans la première partie de ce paragraphe sont toutes justifiées par des faits de statistique que nous produisons ci-dessus dans l'intention de donner une idée assez précise de la marche du service qui nous est confié et de la nature des produits diphtériques parvenus au Laboratoire de diagnostic de la Ville de Paris.

Les trois premières colonnes de chiffres du tableau se rapportent aux diagnostics effectués avec les trousses livrées par la Ville de Paris; la colonne surmontée du signe $+$ désigne les diagnostics où le bacille de Lœffler a été trouvé, celle surmontée du signe — ceux où ce bacille n'a pu être mis en évidence. T est la colonne des totaux.

La seconde série de trois colonnes indique le nombre des nécessaires étrangers reçus et également les résultats obtenus, tant positifs que négatifs.

La troisième série de trois colonnes montre combien de fois il a été reçu, soit des mucosités, soit de simples tampons, de linges souillés, de matières vomies, pus, etc.

La quatrième série de trois colonnes donne les chiffres exacts des fausses membranes reçues, en dehors de tout nécessaire, et au moyen desquelles le Laboratoire a pu effectuer les cultures requises pour le diagnostic.

Suit la colonne des totaux généraux des diagnostics réclamés avec les trousses ou autres matériaux indiqués.

Nous attirons l'attention sur le dernier groupe de quatre colonnes qui termine le tableau et qui est relatif aux diagnostics basés, tant sur les fausses membranes seules arrivées au Laboratoire que sur celles qui accompagnaient les nécessaires de la Ville de Paris ou les trousses étrangères au Service. On sait que nous comprenons, sous le nom de fausse membrane, toute sécrétion solide manipulable soupçonnée diphtérique ; très souvent, ce sont, nous l'avons déjà dit, des débris divers, difficiles à déterminer, qui ne méritent pas cette appellation.

La colonne la plus extrême du tableau est réservée au

nombré des diagnostics qui ont pu être envoyés sur l'examen direct des sécrétions.

De ces chiffres il est aisé de déduire quelques faits intéressants :

En ce qui concerne l'origine et la nature des envois, le Laboratoire a reçu, jusqu'à la fin de septembre 1896, 3.683 produits morbides, savoir :

> 2.812 contenus dans les nécessaires du Laboratoire
> 447 contenus dans des nécessaires divers ;
> 143 placés sur tampons, linges, etc.
> 281 à l'état de sécrétions solides.

d'où la proportion pour 100 :

> Nécessaires du Laboratoire............ 76,38
> Nécessaires étrangers 12,12
> Tampons, mucosités, etc.............. 3,88
> Fausses membranes seules............ 7,62

Suivant la nature de l'envoi, on constate que les résultats obtenus sont très différents :

	pour cent.	
Les fausses membranes seules donnent :	56,9 de résultats positifs	
Les nécessaires du laboratoire	42,6 »	»
Les nécessaires étrangers	35,5 »	»
Les tampons, mucosités, etc	29,3 »	»

L'envoi des fausses membranes seules donne de bien meilleurs résultats que l'envoi de tubes simplement ensemencés ; de plus, les tubes de sérum frais, dont le pouvoir nutritif à l'égard du bacille de Lœffler a été contrôlé, fournissent, de même, des résultats plus satisfaisants que les tubes préparés industriellement. Enfin, il ressort clairement de ces nombres que les mucosités simplement recueillies sur des tampons, des linges, du papier, du verre, etc., n'assurent le diagnostic que dans une proportion très faible, deux fois plus faible que celle qui s'observe avec les fausses membranes. .

La proportion des sécrétions solides accompagnant les nécessaires du Laboratoire ou d'une autre provenance, a été environ de 10 p. 100. Que ces sécrétions aient été envoyées seules ou dans des nécessaires, les chiffres des diagnostics positifs auxquels elles ont donné lieu ont été fort voisins, de 56 p. 100 pour les exsudats arrivés dans les trousses, et de 57 p. 100 pour les mêmes sécrétions non accompagnées de tubes ensemencés. Ce fait confirme et justifie pleinement le désir qu'ont les bactériologistes de posséder, avant tout, une fausse membrane pour effectuer le diagnostic de la diphtérie.

Nous aurons terminé cet aperçu rapide de statistique, en ajoutant que le nombre des diagnostics diphtériques effectués par jour pendant la période indiquée, s'est élevé, en moyenne, à 9,4, que ce chiffre a atteint 9,9 les dimanches, et seulement 7,4 les lundis, ce qui prouve que l'ouverture du Laboratoire, de 8 heures du matin à 8 heures du soir, pendant tous les jours de l'année, sans exception, est une mesure profitable à la population parisienne et à celle de la banlieue.

III — Résultats statistiques

Nous donnons, d'abord par semaines, les chiffres des diagnostics réclamés au Laboratoire depuis sa fondation jusqu'au 30 juin 1896, c'est-à-dire durant une année complète, en indiquant l'origine des demandes et les résultats obtenus. Comme cela a été dit précédemment le signe + s'applique aux angines où le bacille de Lœffler a pu être découvert, le signe — aux angines staphylococciques, streptococciques et autres où ce bacille a paru faire défaut.

Nombre, par semaines, des diagnostics d'angines effectués du 1ᵉʳ juillet 1895 au 30 juin 1896.

Numéros des semaines.	Paris.			Seine.			Départements			Totaux généraux.
	+.	—.	T.	+.	—.	T.	+.	—.	T.	
29 et 30 (1895)....	7	6	13	»	»	»	1	»	1	14
31 (août).........	9	8	17	»	»	»	»	»	»	17
32...............	15	4	19	1	1	2	»	»	»	21
33...............	10	9	19	»	»	»	1	1	2	21
34...............	17	5	22	1	»	1	»	2	2	25
35...............	11	9	20	1	2	3	»	2	2	25

Numéros des semaines.	Paris.			Seine.			Départements			Totaux génér.
	+.	—.	T.	+.	—.	T.	+.	—.	T.	
36 (sept.)....	7	5	12	1	2	3	4	»	4	19
37.........	5	4	1	9	»	1	1	»	1	11
38.........	10	6	16	»	»	»	5	»	5	21
39.........	9	8	17	»	»	»	2	1	3	20
40 (octobre).	18	9	27	1	»	1	1	1	2	30
41.........	11	8	12	1	1	2	2	1	3	24
42.........	18	13	31	2	2	4	»	»	»	35
43.........	14	7	21	5	4	9	5	1	6	36
44 (novemb.).	30	12	42	2	3	5	»	»	»	47
45.........	28	25	53	4	2	6	9	3	12	71
46.........	43	25	68	2	2	4	8	2	10	82
47.........	38	42	80	2	2	4	13	11	24	108
48.........	35	23	58	5	3	8	7	6	13	79
49 (décemb.).	52	26	78	7	1	8	5	1	6	92
50.........	56	35	91	11	1	12	1	5	6	109
51.........	50	34	84	9	4	13	10	3	13	110
52.........	48	36	84	7	2	9	3	2	5	98
1 (janv. 1896)	43	22	65	8	4	12	6	3	9	86
2.........	42	29	71	9	2	11	6	1	7	89
3.........	41	50	91	8	4	12	5	4	9	112
4.........	50	48	98	9	4	13	5	1	6	117
5.........	53	50	103	5	4	9	6	3	9	121
6 (février)..	34	36	70	3	4	7	3	4	7	84
7.........	42	41	83	6	3	9	7	4	11	103
8.........	31	50	81	5	5	10	5	1	6	97
9.........	30	34	64	4	6	10	3	1	4	78
10.........	28	53	81	6	7	13	4	3	7	101
11 (mars)...	35	32	67	4	3	7	6	2	8	82
12.........	29	32	61	9	2	11	3	1	4	76
13.........	25	44	69	6	5	11	1	1	2	82
14 (avril)....	8	55	63	2	4	6	1	5	6	75
15.........	8	33	41	3	5	8	1	2	3	52
16.........	9	47	56	»	3	3	1	2	3	62
17.........	7	34	41	1	1	2	2	4	6	49
18 (mai)....	12	35	47	2	4	6	»	2	2	55
19.........	19	47	66	1	6	7	»	3	3	76
20.........	12	48	60	1	8	9	»	4	4	73
21.........	9	42	51	1	8	9	»	3	3	63
22.........	4	42	46	2	6	8	»	1	1	55
23 (juin)....	14	50	64	3	11	14	»	6	6	84
24.........	13	42	55	6	4	10	1	2	3	68
25.........	10	41	51	3	10	13	2	5	7	71
26.........	9	41	50	2	8	10	1	4	5	65
27 (3 jours)..	3	22	25	1	3	4	»	3	3	32
Tot. annuels.	1161	1459	2620	173	166	339	147	117	264	3223

Les chiffres qui précèdent peuvent être condensés sous

la forme suivante et se prêter ainsi plus aisément à quelques remarques :

Nombre, par mois, des diagnostics d'angines effectués du 1er juillet 1895 au 30 juin 1896.

Mois.	Paris.			Seine.			Départements.			Totaux généraux
	+.	—.	T.	+.	—.	T.	+.	—.	T.	
Juillet 1895...........	10	8	18	»	»	»	1	»	1	19
Août................	56	33	92	3	3	6	1	5	.6	104
Septembre	59	23	62	.2	2	4	12	2	14	80
Octobre	74	47	121	11	8	19	8	2	10	150
Novembre...........	153	117	270	13	11	24	37	22	59	353
Décembre...........	233	139	372	38	11	49	22	13	35	456
Janvier 1896.........	191	185	376	35	15	50	23	10	33	459
Février	148	167	315	18	18	36	20	10	30	381
Mars................	123	179	302	25	20	45	15	8	23	370
Avril................	32	175	207	7	13	20	4	12	16	243
Mai.................	53	196	249	6	30	36	»	14	14	299
Juin	46	190	236	15	35	50	4	19	23	309
Totaux annuels......	1161	1459	2620	173	166	339	147	117	264	3223

D'abord, comme on peut le voir par les totaux généraux mensuels, le nombre des diagnostics diphtériques a été rapidement croissant. En janvier, le chiffre de ces diagnostics atteignait 459, maximum pour la période annuelle considérée, puis le chiffre des diagnostics a été en s'atténuant : en juin 1896 il était environ de 300, et en août 1896, au moment où nous écrivons, il est à peine égal à 150.

En consultant les colonnes relatives aux diagnostics exécutés pour les médecins de la ville de Paris, on trouve que les angines diphtériques ont passé par un maximum en décembre 1895 (243) ; puis, qu'elles ont été en diminuant plus rapidement que le chiffre des diagnostics réclamés au Laboratoire; ce qui tient à ce que ce dernier est de plus en plus consulté pour les angines blanches n'ayant, souvent, rien de commun avec les angines réellement diphtériques. Il en est de même pour les diagnostics réclamés par les médecins du département de la Seine et de la province.

Les oscillations que présente le Tableau précédent suivent d'assez près celles que l'on obtient en totalisant les décès par la diphtérie.

Du 1er juillet 1895 au 30 juin 1896, il a été exécuté pour les angines suspectes savoir :

                Diagnostics pour Paris..................... 2620
                    —   pour le département de la Seine. 339
                    —   pour la province............... 264

Si on recherche le chiffre pour cent des angines diphtériques trouvées dans ces diagnostics de trois origines diverses, on obtient :

                                                        Pour 100.
                Pour Paris................................ 44,3
                Pour le département de la Seine............ 51,0
                Pour la province.......................... 55,6

Ces nombres, si variés, tiennent évidemment à ce qu'on a recours d'autant plus volontiers au Laboratoire que ce dernier est moins éloigné des malades ; le chiffre 55,6 pour 100 d'angines diphtériques relevé pour les envois de la province, paraît être un minimum, car les sérums ensemencés et les autres éléments de diagnostic envoyés par la poste se trouvent dans un état qui ne permet pas toujours un diagnostic certain.

Voici maintenant, par sexe et âge, le résumé annuel des diagnostics des angines douteuses effectués par le Laboratoire du 1er juillet 1895 au 30 juin 1896.

Tableau des diagnostics d'angines par sexe et âge effectués du 1er juillet 1895 au 30 juin 1896.

Age des malades.	Angines diphtériques.			Angines non diphtériques			Totaux des diagnostics.
	M.	F.	T.	M.	F.	T.	
De 0 à 2 ans.........	83	66	149	113	89	202	351
De 2 à 5 ans.........	248	220	468	216	211	427	895
De 5 à 10 ans........	216	305	521	212	247	459	980
De 10 à 15 ans.......	58	58	116	79	120	199	315
De 15 à 30 ans.......	41	78	119	76	161	237	356
De 30 à 60 ans.......	17	28	45	38	92	130	175
De 60 au-dessus......	1	3	4	1	2	3	7
Age et sexe inconnus..	»	»	56	»	»	88	144
Totaux.........	664	758	1478	735	922	1745	3223

Comme il est facile de le remarquer, le chiffre maximum d'angines diphtériques a été observé chez les enfants âgés de 5 à 10 ans.

Pour juger de la proportion des angines diphtériques comparées au nombre des diagnostics demandés pour les personnes de différents âges, nous donnons le Tableau suivant :

Age des malades	Angines		Totaux des diagnostics	Proportion pour 100 des angines diphtériques
	diphtériques	non diphtériques		
De 0 à 2 ans........	149	202	351	42,4
De 2 à 5 ans........	468	427	895	52,3
De 5 à 10 ans........	521	459	980	53,2
De 10 à 15 ans........	116	199	315	36,8
De 15 à 30 ans........	119	237	356	33,4
De 30 à 60 ans........	45	130	175	25,7
De 60 au-dessus	4	3	7	57,1
Age et sexe inconnus .	56	88	144	38,9
Totaux.....	1478	1745	3223	45,8

La dernière colonne de ce Tableau établit bien nettement que c'est entre 5 et 10 ans qu'on observe le plus fréquemment des angines diphtériques (53,2 pour 100). De 11 à 60 ans cette proportion décroît de moitié (25,7 pour 100). Au-dessus de 60 le nombre de diagnostics effectués par le Laboratoire est beaucoup trop faible pour baser sur les chiffres donnés une conclusion définitive.

En somme, c'est une proportion de 45,8 pour 100 d'angines diphtériques qu'a trouvée le Laboratoire durant la période annuelle qui vient d'être indiquée.

Sur 3.223 diagnostics, 1.399 ont été réclamés pour des malades du sexe masculin, 1680 pour des malades du sexe féminin; dans 144 diagnostics, l'âge et le sexe n'ont pu être connus. Il résulte de ces chiffres que les personnes du sexe féminin sont plus souvent atteintes d'angines que celles du sexe masculin; ce qui ne préjuge pas de la gravité de ces angines, puisque les diagnostics faits pour les personnes du sexe masculin ont accusé 47,5 pour 100 d'angines diphtériques, et seulement 45,1 pour 100 pour celles du sexe féminin.

Comme on l'a vu quelques pages plus haut, le Service créé par le Conseil Municipal a effectué pendant la première année de son fonctionnement 2.620 diagnostics pour la ville de Paris, il était intéressant de savoir comment s'étaient réparties les demandes de diagnostics bactériologiques, réclamés au Laboratoire par les praticiens des divers arrondissements.

Le tableau qui suit donne ces indications dont quelques-unes ne pouvaient être prévues.

Diagnostics réclamés par arrondissement du 1er juillet 1895 au 30 juin 1896.

Mois de l'année	I	II	III	IV	V	VI	VII	VIII	IX	X	XI	XII	XIII	XIV	XV	XVI	XVII	XVIII	XIX	XX	Totaux par mois
Juillet-août 1895	5	4	7	10	6	7	10	8	4	2	2	16	1	6	1	3	7	4	5	2	110
Septembre	2	3	5	2	3	»	5	2	1	7	3	6	1	7	4	4	5	»	1	1	62
Octobre	5	4	8	9	14	7	4	3	2	4	5	4	2	16	3	3	13	9	5	1	121
Novembre	4	10	24	20	9	6	7	15	12	5	12	19	3	40	7	21	14	16	2	6	270
Décembre	12	6	35	22	7	15	13	20	11	16	18	31	8	73	10	27	17	18	7	6	372
Janvier 1896	11	11	27	20	5	18	11	16	7	11	33	43	7	53	7	44	23	19	6	4	376
Février	6	8	22	20	13	11	10	16	9	11	33	33	11	28	5	22	31	16	4	6	315
Mars	9	4	30	22	11	20	9	19	11	9	30	28	6	12	10	23	17	23	7	2	302
Avril	14	5	15	17	4	16	8	9	8	7	24	16	2	10	3	17	12	11	4	5	207
Mai	8	8	23	11	14	16	17	10	7	8	20	26	6	8	3	18	20	11	4	5	249
Juin	9	5	20	12	14	15	15	8	8	10	33	22	6	11	6	7	13	7	4	11	236
Totaux par arrondissements	85	68	216	174	100	131	109	126	80	90	213	244	53	273	59	189	178	134	49	49	2.620

De ces chiffres on déduit : que la plupart des arrondissements riches et aisés se sont adressés dès l'origine au
Laboratoire et que le nombre des diagnostics demandés se
trouve proportionnel à l'intensité de l'épidémie diphtérique
saisonnière. D'autres arrondissements, au contraire,
comme le XI⁰, habité par une population mi-pauvre et
mi-aisée, réclament de plus en plus des diagnostics, car
les parents désirent garder avec eux leurs malades ou
ne veulent les confier aux hôpitaux spéciaux que quand le
diagnostic diphtérie, bien établi, ne permet pas de les
garder dans la famille sans danger de contagion pour
leurs frères et sœurs.

Dans les XIII⁰, XV⁰, XIX⁰, et XX⁰ arrondissements,
beaucoup plus pauvres que le XI⁰, les enfants sont généralement envoyés dans les hôpitaux sur le seul diagnostic clinique, les parents ne pouvant supporter les frais
d'une maladie aussi grave dans ses conséquences et aussi
coûteuse dans son traitement que l'est actuellement la diphtérie.

Le tableau suivant résume, en quelque sorte, celui qui
précède, il donne les totaux des diagnostics par arrondissements et les chiffres qui leur sont proportionnels dont
l'unité correspond approximativement à 50 diagnostics.

*Totaux des diagnostics réclamés par arrondissement du 1ᵉʳ juillet 1895
au 30 juin 1896.*

Arrondissements du centre			Arrondissements périphériques		
Arrondissements	Totaux	Chiffres proportion¹ˢ	Arrondissements	Totaux	Chiffres proportion¹ˢ
I⁰ր.............	85	1.6	XI⁰.........	213	4.2
II⁰...........	68	1.5	XII⁰........	244	4.9
III⁰.........	216	4.3	XIII⁰........	53	1.0
IV⁰.........	174	3.5	XIV⁰........	273	5.4
V⁰..........	100	2.0	XV⁰........	59	1.2
VI⁰..........	131	2.6	XVI⁰........	189	3.8
VII⁰.........	109	2.2	XVII⁰........	178	3.5
VIII⁰........	126	2.5	XVIII⁰......	134	2.7
IX⁰.........	80	1.7	XIX⁰........	49	1.0
X⁰..........	90	1.8	XX⁰........	49	1.0
Totaux et moyennes.	1179	2.37	Totaux et moyennes.	1441	2.87

Après les XIIIe, XVe, XIXe et XXe arrondissements qui se sont le moins adressés au Laboratoire, viennent les Ier, IIe, IXe et X^e arrondissements situés au centre de Paris, suivant les Ve, VIe, VIIe, VIIIe arrondissements également placés dans la région centrale de la ville et finalement les XIe, XIIe, XIVe, XVIe, XVIIe, XVIIIe arrondissements placés à la périphérie. Les IIIe et IVe arrondissements, dont la population est dense et dont les quartiers sont malsains, ont également réclamé un chiffre élevé de diagnostics.

En totalisant d'un côté les diagnostics demandés pour les habitants des arrondissements du centre de Paris et d'un autre ceux des arrondissements excentriques, on trouve que malgré le faible nombre de diagnostics réclamés par les XIIIe, XVe, XIXe et XXe arrondissements, ce sont encore les arrondissements périphériques qui ont demandé le plus grand nombre de diagnostics : 1,441 contre 1.179. Notons que ce sont surtout les XIVe, XVIe, XVIIe et XVIIIe arrondissements, les plus éloignés du Laboratoire, qui ont réclamé le chiffre le plus élevé de diagnostics, tandis que les Ier, IIe, et V^e, presque adjacents au quartier de l'Hôtel-de-Ville, en ont demandé beaucoup moins. L'éloignement des quartiers n'est donc pour rien dans le chiffre des diagnostics effectués. Quand les parents voient leurs enfants malades et atteints d'une angine douteuse qui peut bien être d'origine diphtérique, leur sollicitude ne leur permet pas de calculer avec les distances et alors, qu'ils habitent à Montmartre, à Auteuil ou aux Épinettes, ils accourent au Laboratoire, viennent chercher les nécessaires mis à la disposition de MM. les médecins et les rapportent avant qu'il s'écoule 2 à 3 heures.

En dehors de la commune de Saint-Denis, très peuplée et où les diagnostics bactériologiques se font à l'hôpital, les autres communes du département de la Seine se sont adressées d'une façon suivie au Laboratoire de diagnostic ; les petites communes comptant moins d'un millier d'habitants ou n'ayant pas eu à déplorer des épidémies de diphtérie n'ont pas eu à le faire.

Voici du reste le relevé des diagnostics d'angines par communes. On y lit que les communes de Neuillysur-Seine, Vitry, Levallois-Perret, Vincennes, Bois-Colombes, Montreuil, Charenton-le-Pont, Nanterre, Ville-juif, Ivry, etc., ont été fréquemment dans l'obligation de demander des diagnostics bactériologiques et que la position topographique des localités n'est également pour rien dans le nombre des diagnostics effectués.

Nombre des diagnostics demandés par les communes du département de la Seine, du 1ᵉʳ juillet 1895 au 31 octobre 1896.

Canton de Saint-Denis		*Report* ...	201
Asnières	16	Charenton-le-Pont	23
Aubervilliers	2	Châtillon	14
Bois-Colombes	27	Clamart	4
Clichy	1	Fontenay-aux-Roses	3
Colombes	12	Fontenay-sous-Bois	1
Courbevoie	11	Gentilly	2
Epinay	2	Ivry	17
Gennevilliers	4	Maisons-Alfort	7
Ile Saint-Denis	2	Malakoff	2
Les Lilas	1	Montreuil	26
Le Pré Saint-Gervais	1	Montrouge	9
Levallois-Perret	40	Nogent-sur-Marne	2
Nanterre	17	Saint-Maur	9
Neuilly	58	Saint-Maurice	2
Pantin	1	Saint-Mandé	4
Stains	1	Sceaux	2
Villemomble	2	Thiais	1
Canton de Sceaux		Villejuif	15
Alfortville	1	Vincennes	28
Bourg-la-Reine	2	Vitry	47
à reporter ..	201	Total	419

Enfin le tableau qui suit montre que les départements ont également envoyé au Laboratoire municipal de bactériologie de la Préfecture de la Seine des produits diphtériques à faire analyser. Le département de Seine-et-Oise seul en a envoyé plus que tous les autres départements réunis, cela tient ici, au contraire, à la configuration topographique de ce département qui englobe celui de la Seine.

Nombre de diagnostics effectués pour les médecins des départements
du 1er juillet 1895 au 31 octobre 1896

Ain	1	Report	82
Aisne	2	Loir-et-Cher	2
Allier	1	Lot	1
Alpes-maritimes	1	Lot-et-Garonne	1
Bouches-du-Rhône	3	Marne	2
Calvados	1	Meurthe-et-Moselle	1
Corrèze	9	Morbihan	2
Côte-d'Or	3	Nièvre	1
Creuse	2	Nord	3
Doubs	3	Oise	23
Eure	21	Orne	1
Eure-et-Loir	5	Saône-et-Loire	24
Haute-Marne	1	Seine-et-Marne	5
Haute-Saône	13	Seine-et-Oise	163
Indre-et-Loire	14	Seine-Inférieure	3
Loire	1	Vienne	3
Loiret	1	Yonne	2
à reporter	82	TOTAL	319

Dans l'intérêt des malades, il est vivement à souhaiter qu'il soit créé de nombreux laboratoires de diagnostics régionaux, ce qui est d'ailleurs en voie de se faire. Les principaux centres de la France possèdent aujourd'hui où ne tarderont pas à posséder des laboratoires de diagnostics analogues à ceux de Paris, Lyon, Marseille, Bordeaux, Lille, Toulouse, le Havre, Nantes, Reims, etc., et, grâce à leur concours, la diphtérie, qui est en décroissance dans presque tous les pays, finira par disparaître complètement.

Notre intention n'est pas de donner dans ce compte rendu la statistique relative à la nature des angines observées, ce travail fera l'objet d'une seconde note où seront indiquées les associations microbiennes qui se sont présentées le plus souvent. Mais nous pouvons ajouter que le diagnostic diphtérique a été surtout pratiqué sur des sécrétions pharyngiennes, trachéales et nasales; 10 fois sur 4.000 diagnostics sur des fausses membranes provenant de conjonctivites pseudo-membraneuses; 2 fois sur des fausses membranes développées sur des vésicatoires et une fois, également dans 4.000 cas, sur des fausses membranes vulvaires.

Dans la grande majorité des cas, les diagnostics ont été effectués pour des malades, quelquefois, cependant, les médecins ont fait analyser les sécrétions pharyngiennes et nasales des membres des familles où régnait la diphtérie et assez souvent le bacille de Lœffler a été trouvé dans les sécrétions de ces personnes bien portantes, qui n'ont pas cessé de l'être et dont le bacille a disparu au bout de plusieurs semaines sans provoquer d'angines diphtériques.

Dans un cas de diphtérie hypertoxique, un médecin de l'état civil n'a consenti à donner le permis d'inhumer que lorsque le Laboratoire a eu reconnu que les ensemencements effectués *post mortem* avaient fourni des cultures presque pures du bacille de Lœffler.

Examen bactériologique des sécrétions des élèves relevant de diphtérie.

En exécution de l'arrêté préfectoral du 16 avril 1896, le Laboratoire de diagnostic de la diphtérie a examiné, du commencement de mai au 30 novembre de cette année, 131 enfants relevant d'angines diphtériques diagnostiquées par les médecins des hôpitaux et les médecins de la ville.

Sur ces 131 examens, le bacille de Lœffler, ordinairement à l'état de bacille court, a été rencontré 40 fois dans les mucosités nasales ou pharyngiennes des convalescents. Cependant quelques élèves se sont présentés au Laboratoire porteurs, sur leurs amygdales, d'enduits blanchâtres peuplés de bacilles diphtériques encore très virulents.

Le tableau suivant donne, par sexe et par âge, les résultats des 131 examens qui viennent d'être mentionnés.

Résultats des examens microscopiques pratiqués chez les enfants relevant de diphtérie avant leur rentrée à l'école de mai à fin d'octobre 1896

Age des malades	Sécrétions diphtériques			Sécrétions non diphtériques			Totaux des diagnostics
	M	F	T	M	F	T	
de 0 à 3 ans	»	»	»	1	»	1	1
de 3 à 6 ans	8	2	10	22	14	36	46
de 6 à 9 ans	10	11	21	9	20	29	50
de 9 à 12 ans......	4	3	7	9	13	22	29
de 12 à 15 ans......	2	»	2	3	»	3	5
Totaux.......	24	16	40	44	47	91	131

Total des examens.................................... 131

Proportion °/₀ des sécrétions diphtériques 30.5

Le bacille de Lœffler se montre surtout dans les trente premiers jours à partir du *début* de la maladie (24 fois sur 54). Pendant le deuxième mois le bacille ne se rencontre plus que 10 fois sur 48. Du deuxième au sixième mois qu'une fois sur 23. Les craintes qu'on avait émises sur la nécessité où l'on se trouverait, fréquemment, d'interdire l'école pendant de longs mois aux élèves relevant de la diphtérie ne sont pas justifiées ; la persistance du bacille de Lœffler pendant plus de 60 jours à partir du *début* de la maladie est un fait exceptionnel qui s'observe principalement chez les enfants malpropres, abandonnés à eux-mêmes et restés sans soins, sans traitement antiseptique d'aucune sorte.

Le tableau qui suit vient du reste corroborer ces affirmations.

Tableau indiquant l'époque de la convalescence à laquelle ont été effectués les diagnostics bactériologiques.

Age de la maladie			Résultats des Examens		Totaux des Examens
			Positifs	Négatifs	
0	à	10 jours.....	1	1	2
10	à	15 —	6	7	13
15	à	20 —	3	6	9
20	à	25 —	8	6	14
25	à	30 —	6	10	16
30	à	35 —	2	9	11
35	à	40 —	»	9	9
40	à	50 —	4	11	15
50	à	60 —	4	9	13
60	à	70 —	»	2	2
70	à	80 —	»	2	2
80	à	90 —	»	9	9
3 mois	à	4 mois.....	1	3	4
4	—	5 —	»	2	2
5	—	6 —	»	4	4
Age de la maladie inconnu...................			1	»	1
Enfants bien portants...			4	1	5
Totaux......			40	91	131

On remarque que sur 4 enfants bien portants examinés au Laboratoire, les mucosités de 3 d'entre eux ont offert le bacille de Lœffler ; il s'agit, ici, d'enfants, dont les frères ou sœurs sortis récemment des hôpitaux, couchaient ensemble dans le même lit et se trouvaient exposés durant la convalescence des malades à des causes de contamination tellement manifestes, que les médecins-inspecteurs des écoles ont cru devoir réclamer pour eux un examen bactériologique, avant de leur permettre de rentrer en classe.

Tout à l'heure nous avons vu que c'étaient les arrondissements du centre de Paris qui avaient réclamé au Laboratoire le nombre le plus faible de diagnostics ; les chiffres qui suivent indiquent encore plus nettement, que les diagnostics ayant pour but de constater l'absence ou la présence du bacille diphtérique, sont surtout réclamés pour les enfants habitant les arrondissements périphériques.

Nombre, par arrondissements, des diagnostics pratiqués
chez les élèves des écoles communales relevant de la diphtérie
du 1er juin au 30 novembre 1896.

Arrondissements	Chiffre de diagnostics	Arrondissements	Chiffre de diagnostics
Ier	5	XIe	20
IIe	9	XIIe	27
IIIe	8	XIIIe	0
IVe	5	XIVe	10
V^e	1	XVe	3
VIe	1	XVIe	1
VIIe	6	XVIIe	7
VIIIe	1	XVIIIe	4
IXe	3	XIXe	10
X^e	3	XXe	7
TOTAL....	42	TOTAL....	89

Le chiffre de ces examens peu paraître peu élevé, mais
on ne doit pas oublier que l'arrêté préfectoral n'a été, seulement, mis en vigueur qu'au mois de mai, deux mois avant
les vacances scolaires.

Autres diagnostics.

En dehors des diagnostics d'angines douteuses, le Laboratoire de bactériologie de la Préfecture de la Seine a effectué depuis la fin de l'année 1895 jusqu'en novembre 1896
268 diagnostics divers. Au nombre de ces diagnostics ceux
qui ont eu pour but la recherche du bacille de Koch dans
les crachats, les liquides pleurétiques, le pus et les urines
entrent pour le chiffre de 226.

Dans ces 226 examens, le bacille de la tuberculose a
pu être observé 71 fois, soit, à peu près, dans le tiers des
examens.

Les autres diagnostics réclamés au même Laboratoire
ont eu pour but : la recherche du gonocoque de Neisser,
soit dans les pus blennhorragiques, soit dans le pus d'oph-

talmie purulente; la découverte du pneumocoque dans les exsudats des pneumoniques; la détermination du streptocoque dans les liquides vaginaux des femmes atteintes d'infection puerpérale.

Ces diagnostics sont encore en trop faible nombre pour faire l'objet d'un compte rendu plus détaillé. Beaucoup de Docteurs praticiens ignorent, d'ailleurs, que le Laboratoire de la Préfecture de la Seine est chargé d'effectuer, gratuitement, ces analyses bactériologiques diverses. Pour les en informer, à partir du mois de janvier 1897, les résultats obtenus par le Service bactériologique seront publiés mensuellement dans le *Bulletin hebdomadaire de Statistique municipale*, qui est envoyé à tous les médecins exerçant à Paris.

Tours. — Imprimerie DESLIS FRÈRES.